I0073560

CONTAGION

DE

L'OPHTALMIE GRANULEUSE

(TRACHOME)

DANS LA RÉGION DE MONTPELLIER

PAR

Le D\' Adolphe JALABERT

Aide de Clinique ophtalmologique à la Faculté de Médecine de Montpellier

(Concours 1893),

MONTPELLIER

TYPOGRAPHIE ET LITHOGRAPHIE CHARLES BOEHM

ÉDITEUR DU NOUVEAU MONTPELLIER MÉDICAL

1895

T₂³³
851.

CONTAGION

DE

L'OPHTALMIE GRANULEUSE

(TRACHOME)

DANS LA RÉGION DE MONTPELLIER

PAR

Le Dr Adolphe JALABERT

Aide de Clinique ophtalmologique à la Faculté de Médecine de Montpellier

(Concours 1893).

MONTPELLIER

TYPOGRAPHIE ET LITHOGRAPHIE CHARLES BOEHM

ÉDITEUR DU NOUVEAU MONTPELLIER MÉDICAL

—

1895

Ta 88
851

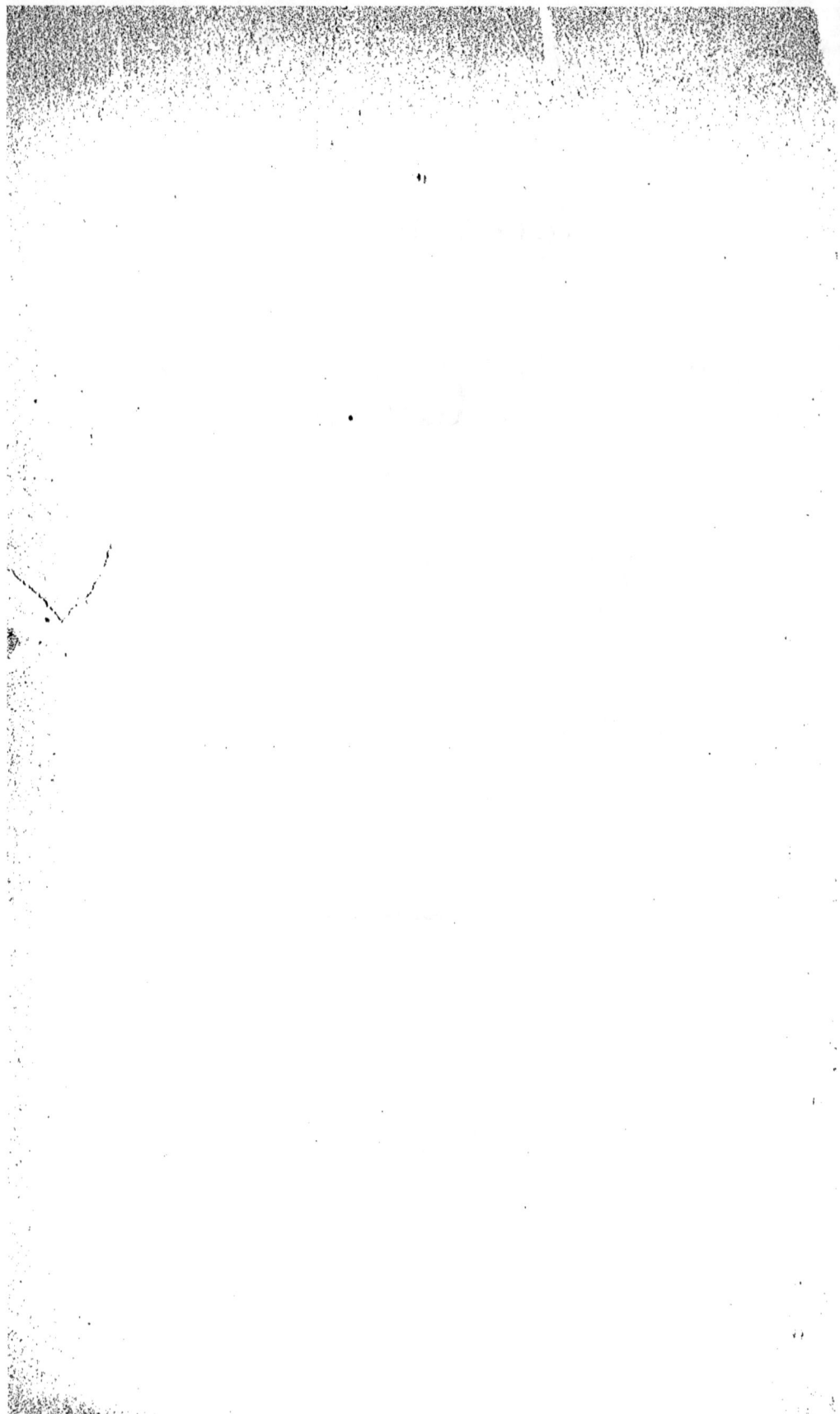

A la Mémoire de mes Frères FRANÇOIS et LÉOPOLD

A MON PÈRE ET A MA MÈRE

Témoignage de profonde reconnaissance

A MES PARENTS

A mon Cousin Louis VIEU

A mon Ami FRÉDÉRIC CHABANON

A la Famille VIALA-BRUN

A. JALABERT.

A MON EXCELLENT MAITRE

Monsieur le Professeur TRUC

A MES MAITRES DE LA FACULTÉ

A MES MAITRES DES HOPITAUX

A MES AMIS

A. JALABERT.

INTRODUCTION

La contagion du trachome est généralement admise par les classiques. Dans ces derniers temps toutefois, elle a été vivement contestée. Cette question est très importante au point de vue pathologique et clinique ; elle ne l'est pas moins au point de vue social, et il y aurait grand intérêt à la trancher. En l'absence de critérium bactériologique ou expérimental, des enquêtes sont nécessaires. Venneman, en Belgique, a étudié à cet égard un certain nombre de familles granuleuses et constaté que la contagion est réelle, mais relativement rare. A Montpellier, des études du même ordre ont conduit à des conclusions à peu près analogues. Depuis l'origine de la clinique ophtalmologique où les granuleux abondent, notre Maître, M. le professeur Truc, s'est préoccupé de la propagation de l'ophtalmie granuleuse.

Il a suivi ses nombreux malades et a pu les examiner jusque dans leur milieu. Un article de la *Semaine médicale* du mois de décembre 1893 fournit le résultat de l'observation de 123 familles.

Ayant pris une part active à ces recherches, nous avons cru utile de les continuer. Notre enquête personnelle a porté sur 95 familles, ce qui, joint à celle de M. Truc, donne un chiffre respectable de 218 familles. C'est, croyons-nous, la statistique la plus considérable que l'on ait publiée.

Sans trancher absolument la question de la contagion du trachome, elle sera probablement de quelque poids. Elle aura en tout cas une réelle portée régionale. Nous la donnons d'ailleurs pour ce qu'elle vaut, en toute sincérité.

Notre enquête a été faite parmi les granuleux de Montpellier et des environs. Voici comment nous avons procédé :

Nous avons d'abord noté ceux qui se sont présentés à la consultation ou qui sont entrés dans le service interne. Nous nous sommes attaché à étudier la forme particulière des granulations qu'ils présentaient, les complications palpébrales, kératiques ou lacrymales, leur tempérament, leurs antécédents généraux et oculaires ; nous les avons visités ensuite à domicile et, de la sorte, nous avons pu rechercher dans quelles proportions les divers membres de chaque famille étaient atteints, étudier leurs habitudes, leur état social, établir la filiation des granuleux, le mode de contagion, etc.

Notre travail est divisé en deux parties :

Dans une première partie, nous exposons les idées émises par les auteurs sur la nature du trachome, sur les divers éléments auxquels on attribue la contagion de cette maladie et sur son mode de propagation.

Dans une seconde, après avoir dit quelques mots de l'enquête faite par M. Truc et de notre enquête personnelle, nous donnons les résultats de ces deux enquêtes réunies : nous terminons cette seconde partie par quelques considérations générales sur la prophylaxie du trachome et l'isolement des granuleux.

A la suite de ce chapitre, nous plaçons, sous forme de tableaux, les observations des 218 familles qui composent notre statistique.

Avant d'entrer en matière, qu'il nous soit permis de dire l'émotion que nous éprouvons au moment de quitter les bancs de cette École. Nous ne saurions oublier l'accueil bienveillant que nous avons reçu de Maîtres éminents, soit à la Faculté, soit dans les hôpitaux.

C'est avec un sentiment de profonde gratitude que nous prions M. le professeur Truc de recevoir nos plus sincères remerciements pour les conseils éclairés qu'il n'a cessé de nous donner et la sollicitude avec laquelle il a guidé nos premiers pas dans la carrière médicale.

Il nous a été donné de suivre, pendant plus de cinq ans, ses savantes leçons, et de recevoir dans la Clinique ophtalmologique un enseignement à la fois pratique et élevé. Nous lui exprimons notre plus vive reconnaissance pour son extrême bienveillance et pour l'honneur qu'il nous fait en acceptant la présidence de notre Thèse.

CONTAGION

DE

L'OPHTALMIE GRANULEUSE

(TRACHOME)

DANS LA RÉGION DE MONTPELLIER

PREMIÈRE PARTIE

NATURE ET MODE DE PROPAGATION DU TRACHOME

OPINION DES AUTEURS

I.

Tous les classiques, en général, admettent la contagiosité du trachome. Quelques auteurs cependant prétendent ne l'avoir jamais constatée : tels, Furnari et Roustan en Algérie, Dianoux à Pen-Bron, Chibret à Clermont-Ferrand, etc.

Tout récemment encore, dans un mémoire publié dans les *Annales d'oculistique* (janvier 1893), Mutermilch l'a niée formellement.

Pour lui, le follicule trachomateux ne serait pas spécifique ; il est absolument banal et peut se rencontrer dans toute conjonctivite chronique, de n'importe quelle origine.

Il se fonde, pour émettre cette opinion, sur ce fait que l'inoculation des divers microbes des granulations n'a donné de résultats positifs qu'à leurs auteurs. Les inoculations vérificatrices, exécutées par d'autres expérimentateurs, sont restées négatives. Le coccus de Michel, le plus populaire, n'a pas justifié la foi qu'on avait en lui ; Schmidt-Rimpler affirme ne l'avoir jamais trouvé dans les cas de trachome.

L'observation clinique, dit-il, serait absolument contraire à la contagion: on n'est pas arrivé à découvrir de microbe réellement spécial, parce qu'il n'en existe pas. Et nous ne croyons pas commettre d'exagération en disant qu'on a trouvé autant de microbes qu'il y a eu d'expérimentateurs. Le follicule et le trachome à ses divers stades s'expliqueraient aisément par les modifications que l'inflammation fait subir à l'épithélium conjonctival, par les altérations que présente le tissu œdématié sous-jacent. Toute inflammation de la conjonctive, quelles que soient sa nature et son intensité, pourrait, à certain moment, donner lieu au trachome typique ; aussi bien la conjonctivite catarrhale, la chronique conjonctivite folliculaire, que la blenorrhée chronique, etc...

La contagion trachomateuse serait basée sur un préjugé scientifique, si l'on en croit Mutermilch : un homme bien portant pourra prendre d'un granuleux une inflammation légère et plus ou moins passagère de la conjonctive, il ne prendra jamais des granulations.

Toutefois, on peut dire que la contagion du trachome est aujourd'hui admise d'une façon générale par les auteurs.

Les graves épidémies militaires l'ont solidement établi.

Les documents publiés sur la campagne d'Égypte, au point de vue médical comme au point de vue militaire, nous apprennent que les troupes françaises et anglaises, à peine débarquées sur les bords du Nil, furent atteintes par l'ophtalmie granuleuse.

Il importe de noter le nombre considérable d'étrangers, de Belges surtout, qui se trouvaient enrôlés dans l'armée française.

Cela nous permettra d'expliquer la rapidité avec laquelle se fit la propagation dans toute l'Europe.

De retour d'Égypte, les soldats étrangers quittèrent les rangs de l'armée française et ne tardèrent pas à prendre du service dans leur propre pays, apportant avec eux les germes de la maladie qui avait sévi avec tant de rigueur dans les régiments où ils s'étaient primitivement enrôlés. Non seulement les armées française et anglaise apportèrent dans leurs pays respectifs le mal dont souffraient leurs soldats, elles contaminèrent encore les pays qu'elles traversèrent, tels que Gibraltar, Malte, l'île d'Elbe, l'Angleterre, l'Italie, etc.

De plus, après la campagne d'Egypte, eut lieu la guerre européenne, dans laquelle les armées de Napoléon parcoururent l'Europe tout entière, traînant après elles la terrible maladie qu'elles semèrent partout sur leur passage. En 1815, l'armée anglaise, qui avait été si éprouvée par la maladie, se trouvait dans le camp des alliés, et, par son contact avec ces troupes, apporta un nouvel appoint au développement de la maladie. Cela nous explique pourquoi les troupes belges, prussiennes, autrichiennes, russes, espagnoles, italiennes, etc., furent si largement infectées. Détail curieux à signaler, l'armée franç ise paraissait être relativement épargnée.

Nulle part, en France, il n'existait de foyer de l'ophtalmie qui sévissait avec tant de violence chez tous nos voisins. On aurait dit qu'après avoir puissamment contribué à la répandre un peu partout, les soldats français s'en fussent complètement débarrassés. On se demandait, en Belgique surtout, où cette maladie s'était propagée si rapidement et faisait tant de victimes, quelle pouvait être la cause de cette immunité ; pourquoi l'armée française n'était pas frappée au même degré que les armées voisines.

Parmi les nombreuses causes invoquées pour expliquer cette immunité, la plus vraisemblable est la suivante : sur les 30,000 hommes qui faisaient partie de l'expédition d'Egypte, un tiers au moins était composé de Belges et d'Italiens, ce qui réduisait à 20,000 le nombre des soldats français. Sur ces 30,000 hommes, 10,000 à peine furent, après la capitulation d'Alexandrie, rapatriés par les Anglais et dirigés sur le nord de l'Italie, où ils apportèrent le germe de la maladie. Un seul corps, celui des Mamelucks, pénétra en France avec Napoléon et alla à Melun.

L'ophtalmie granuleuse sévit avec violence dans cette garnison parmi les soldats qui revenaient d'Egypte et parmi ceux nouvellement incorporés, qui étaient pour la plupart d'origine italienne ; elle prit même, chez ces derniers, un tel développement qu'on fut obligé de les renvoyer dans leur patrie ; mais elle resta limitée à ce corps.

Quant à la flotte, la plus grande partie fut détruite par Nelson à Aboukir. Quelques vaisseaux allèrent se réfugier à Malte ; ceux qui purent échapper à ce désastre servirent plus tard à ramener Napoléon à Fréjus.

Enfin l'expédition de Saint-Domingue et la bataille de Trafalgar firent disparaître à peu près complétement la flotte française. Ce qui pouvait en rester se vendit, à Cadix, aux Espagnols, en 1808.

La contagion ne pouvait donc venir du côté de la flotte, puisque aucun navire ne put aborder dans un port français et créer un foyer d'épidémie. Du côté de l'armée de terre, les Mamelucks seuls, que Napoléon ramena en France, furent sévèrement frappés. Mais la maladie ne se propagea pas.

Sans doute, il y eut alors en France quelques cas d'ophtalmie, mais ils furent assez rares : les foyers isolés ne purent d'ailleurs transformer la maladie en une véritable épidémie comme cela eut lieu pour la plupart des puissances voisines. Quant à l'appoint de contagion fourni par les armées alliées souffrant de la maladie, il fut peu considérable, car l'invasion fut de courte durée ; les armées alliées furent d'ailleurs plus souvent casernées que cantonnées, et leurs rapports avec les habitants du pays furent peu intimes. Telle est la cause de l'immunité dont la France parut jouir vis-à-vis de l'ophtalmie granuleuse.

Quoi qu'il en soit, à partir de cette époque, les granulations ont régné d'une façon épidémique dans la plupart des armées d'Europe ; et ce n'est qu'à grand'peine, et grâce aux mesures les plus sévères, que l'on est arrivé, chez quelques-unes du moins, à en détruire complètement le germe. Depuis lors, les nouveaux foyers trachomateux sont généralement venus du dehors ; l'ophtalmie granuleuse a été importée et propagée dans les armées par l'arrivée des jeunes conscrits, ainsi que l'a tout récemment constaté Feuer pour l'armée austro-hongroise.

On s'est demandé toutefois si les granulations d'Egypte étaient identiques à celles que l'on observe aujourd'hui en Europe.

Dans un mémoire paru dans les *Annales d'oculistique* de janvier 1894, Démétriadés, étudiant l'ophtalmie purulente d'Egypte, son étiologie et ses rapports avec le trachome, établit que les granulations d'Egypte sont semblables à celles que nous observons en Europe ; mais en été elles se compliquent très souvent de conjonctivite purulente. Toutefois, la suppuration ne doit pas être considérée comme le symptôme initial et dominant de l'ophtalmie d'Egypte ; si sa présence révèle quelquefois la poussée granuleuse, il n'en est pas moins vrai qu'elle peut en être indépendante ; elle constitue une complication incidente des granulations.

Tous les granuleux d'Egypte n'ont pas une conjonctivite purulente, comme semblent le faire croire les descriptions faites par les médecins de passage en Egypte sur les granulations de la conjonctive. Il est d'observation journalière que l'ophtalmie granuleuse, en Europe comme en Egypte, évolue d'une façon lente et insidieuse, et passe souvent inaperçue, si des irritations un peu vives de la conjonctive ou de la cornée n'amènent le malade chez le médecin.

D'ailleurs, au point de vue histologique, la granulation d'Egypte a une structure identique à la granulation d'Europe : on observe toujours le même entassement de cellules lymphoïdes et les mêmes transformations de ces cellules.

Il est difficile d'admettre l'opinion de M. Kartulis, dont M. Abadie s'est fait le défenseur au dernier congrès d'ophtalmologie, à savoir que pendant l'hiver le gonocoque existe à l'état latent dans les conjonctives des granuleux, et qu'en été, sous des influences diverses, la virulence de ce microbe se réveille pour produire l'ophtalmie purulente. S'il en était ainsi, un sujet granuleux, vivant dans de bonnes conditions hygiéniques, loin de toute infection, devrait présenter aussi l'ophtalmie purulente.

L'observation de tous les jours démontre au contraire que le granuleux prudent, soigneux de sa personne et de ses yeux, ne présente pas d'ophtalmie purulente. La suppuration n'a donc rien à faire avec le trachome : si cette ophtalmie survient alors que le trachome existe, c'est toujours par accident et par contagion. Un sujet peut avoir une ophtalmie purulente sans qu'il existe de trace de trachome et sans même que cette conjonctivite entraîne à sa suite l'apparition de granulations. Par conséquent, la purulence, soit qu'elle complique des granulations préexistantes, soit qu'elle précède ou accompagne leur apparition, est une maladie essentiellement indépendante et épisodique : les granulations d'Egypte sont, par leur nature et leur mode d'évolution, absolument identiques à celles d'Europe.

On s'est demandé aussi si l'ophtalmie militaire ancienne était semblable à l'ophtalmie actuelle. Des doutes sérieux ont été émis à ce sujet, notamment en Allemagne. Il semble néanmoins que l'ophtalmie chronique ou subaiguë, que nous traitons sous le nom de trachome ou de conjonctivite granuleuse, soit bien toujours la même ophtalmie militaire du commencement de ce siècle. Les formes peuvent différer, mais l'origine des lésions reste la même. D'ailleurs, ne voyons-nous pas aujourd'hui les granulations d'Egypte présenter une purulence excessive en certaines saisons et nulle en d'autres ? Ces granuleux diffèrent très souvent des nôtres, et on ne peut cependant nier l'identité de leur nature.

La contagion granuleuse a d'ailleurs été observée dans des agglomérations variées. Bader rapporte que, dans une école de pauvres, à Holborn, les 500 enfants qui s'y trouvaient souffraient du trachome. Hairion (1840), à l'orphelinat de Malines, a trouvé, parmi les 66 orphelins, 64 trachomateux. A Mons, sur 73 orphelines, 71 étaient atteintes de trachome. Dans le bagne de Dublin, de 1849 à 1854, on a compté pas moins de 134,838 personnes atteintes de trachome ; et tout récemment encore, à Saint-Louis, Alt a trouvé 59 granuleux sur 63.

Dans les navires, où l'équipage dispose de peu d'espace, le trachome peut se propager avec une très grande rapidité. Mackenzie a fait l'historique de l'épidémie granuleuse qui sévit en 1819 sur le négrier français *le Rôdeur*. Il rapporte que l'affection éclata au milieu du voyage, d'abord parmi les nègres entassés au nombre de 160 dans l'intérieur du navire. On leur permit un jour d'aller sur le pont prendre l'air frais, ce qui paraissait agir favorablement sur leurs granulations ; mais bientôt un des matelots, qui couchait sous le pont, près de la cloison à treillis qui communiquait avec la cale, fut atteint. Trois jours après, le capitaine et presque tout l'équipage furent eux-mêmes frappés, à tel point que le navire arriva à destination avec les plus grandes difficultés. Parmi les nègres, trente-neuf restèrent complètement aveugles Quant à l'équipage, douze hommes sur vingt-quatre restèrent aveugles, et entre autres le chirurgien; quelques autres eurent des taies considérables de la cornée avec synéchie antérieure.

Auvray (thèse 1883) rapporte que l'ophtalmie granuleuse fut importée par un soldat infecté chez les pupilles de la marine à Brest ; l'épidémie se propagea avec une telle rapidité et devint si violente qu'on fut obligé de licencier l'École.

Enfin, dans ces derniers temps, quelques auteurs, s'appuyant sur des enquêtes, ont établi, au point de vue régional, l'existence et le degré de contagion du trachome.

Dans le courant de l'année 1888, Venneman, en Belgique, a réuni une centaine de cas d'ophtalmie granuleuse et a étudié leur contagion dans le cercle restreint et bien limité de la famille au milieu de laquelle vivaient ces ophtalmiques, Il a annoté indifféremment, comme ils se présentaient à la consultation, les individus mariés ou célibataires, pour lesquels il lui était possible d'avoir des renseignements positifs sur l'état des yeux des membres appartenant à leurs familles respectives. Il les a classés ensuite en deux tableaux, de cinquante chacun, comprenant : le premier, les granuleux mariés, le second, les granuleux célibataires.

Dans le premier tableau, il a recherché et noté avec soin la fréquence et le mode d'infection des deux conjoints entre eux d'une part, la fréquence et le mode d'infection des enfants par les parents d'autre part.

Dans le second tableau, il s'est demandé dans quelle proportion les parents, les frères et les sœurs du trachomateux étaient atteints de la maladie oculaire contagieuse, combien de fois et comment s'était faite la contagion.

Les cent familles observées par Venneman comprennent 597 personnes: l'infection s'est produite chez 40 seulement; 457 y sont demeurées réfractaires.

Sur les cent familles, 72 ont été épargnées. Parmi les 28 familles où la contagion a été observée, pas une seule fois l'infection ne s'est étendue à tous les membres du foyer.

Une seconde personne s'est trouvée porteuse de granulations palpébrales dans 19 familles. Deux cas de contagion dans une même famille sont signalés 5 fois.

Enfin, dans 3 familles, la contagion s'est étendue à trois membres du foyer.

Les conclusions de Venneman sont que la contagion est réelle, mais rare parmi les 497 personnes, puisque 40 seulement ont été contaminées ; elle est rare aussi parmi les familles (28 sur 100).

Viger, en Algérie, a fait aussi une enquête granuleuse dans des conditions à peu près identiques à celles de Venneman : il en a publié le résultat dans les *Annales d'oculistique* (1894). Cette enquête porte sur 61 personnes, dont 30 granuleuses et 31 indemnes. La contagion s'est produite 9 fois, soit 57 % ; elle elle a été probable 1 fois, et négative 8 fois.

Elle a paru se faire des enfants aux parents, des parents aux enfants et du père à la mère.

M. le professeur Truc, dans des *Bulletins annuels* de la clinique de Montpellier (1887-93), dans la thèse d'Emery (1888), dans divers mémoires publiés dans le *Montpellier médical* et les *Annales d'oculistique* et dans un travail paru récemment dans la *Semaine médicale* et sur lequel nous reviendrons un peu plus loin, a constaté la contagion de l'ophtalmie granuleuse dans la région de Montpellier.

II.

L'exposé qui précède montre donc que l'ophtalmie granuleuse est une maladie contagieuse: sa contagiosité est attribuée à divers éléments.

Pour de Wecker, la « contagion est directement liée à la sécrétion, celle-ci dépendant de phases inflammatoires plus ou moins accusées qui accompagnent la production du tissu néoplasique. »

Meyer accuse le contenu des granulations et la sécrétion conjonctivale.

Koch, Fuchs, Galezowski, incriminent le gonocoque. Pour Fuchs, l'origine serait blennorrhagique. Il se produirait tout d'abord une ophtalmie blennorrhagique qui passerait bientôt à

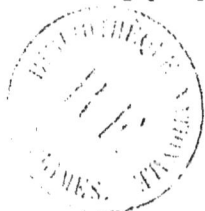

2

l'état chronique et, inoculée, donnerait lieu à la production du trachome. Dans les nombreuses recherches microbiennes qu'il a faites en Égypte, Koch a presque toujours rencontré le gonocoque dans le pus des granuleux. Ce serait d'ailleurs ce même gonocoque qui, d'après Galezowski, rendrait compte de la fréquence des granulations chez les blanchisseurs et les blanchisseuses de la capitale. Ces individus essuient leurs yeux avec des linges portant des taches blennorrhagiques: le pus blennorrhagique s'inocule ainsi aux yeux et engendre soit des granulations, soit une ophtalmie aiguë.

L'élément génésique des granulations, l'agent contagieux est-il réellement spécifique et microbien?

Déjà en 1831, dans une thèse soutenue à Montpellier, Eydoux parlait d'un agent hétérogène. Mais il faut arriver plus près de nous pour voir la question du microbe prendre de l'importance et être sérieusement étudiée.

Ce n'est guère qu'en 1881 que l'on commença à rechercher l'agent de la contagion. A cette époque, Hirschberg et Krause trouvèrent des bactéries dans les sécrétions de l'ophtalmie granuleuse aiguë; mais les ensemencements de conjonctivite granuleuse chronique ne donnèrent aucun résultat.

La même année, devant la société d'ophtalmologie d'Heidelberg, Sattler décrivit, comme causes du trachome, des microcoques analogues à ceux de la blennorrhagie, recueillis dans la sécrétion conjonctivale et pouvant, après culture, reproduire la maladie chez les animaux. L'auteur retrouva ces mêmes microbes dans les granulations, la plupart du temps contenus dans les cellules non par deux, comme ceux de la blennorrhagie, mais par trois ou quatre.

Des inoculations auraient été également faites sur la conjonctive de l'homme, et deux fois les résultats auraient été positifs. Cette communication de Sattler suscita de nombreux travaux de contrôle, parmi lesquels nous citerons ceux de Weisser, Haab, et surtout celui de Leber, qui assigna comme siège aux microbes, non plus la substance granuleuse, mais le tissu sous-épithélial.

Dans un mémoire paru en 1883, Sattler vint confirmer sa précédente communication.

Cette même année, Koch profita de son séjour en Egypte, où il avait été appelé par ses recherches sur la tuberculose, pour se livrer à l'étude des granulations. Il examina des indigènes atteints d'ophtalmie propre au pays et annonça avoir trouvé plusieurs variétés de microbes: chez les uns, des gonocoques de la blennorrhagie; chez d'autres, des microcoques beaucoup moins dangereux ; enfin, chez certains, de petits bacilles très fins, très nombreux, qu'il aurait rencontrés à peu près constamment au milieu des corpuscules de pus. Ces bacilles fins n'ont pas été retrouvés depuis.

Poncet, de Cluny, examinant à son tour une plaque granuleuse au microscope, trouva des microcoques beaucoup moins gros que celui que Neisser a reconnu dans la blennorrhagie uréthrale. Jamais il n'a vu de bactéries en baguettes; celles qui ont été trouvées par Koch devaient venir probablement du dehors. En 1886, il fit, à la Société française d'ophtalmologie, l'exposé de ses recherches : il se rangea à l'avis de Sattler et plaça le siège du parasite dans les leucocytes du tissu granuleux.

L'année d'après (1887), parurent les travaux de Michel, de Goldschmidt, et de Koucherski.

Le professeur Michel, de Wurtzbourg, fit ses recherches à propos de l'épidémie de conjonctivite granuleuse qui sévit à l'orphelinat d'Aschaffenbourg. Il trouva, non plus un microcoque, mais un diplocoque ayant pour lieu d'élection le tissu même du follicule muqueux. Ce coccus affectait la forme d'un pain; il était très ténu, et se colorait par toutes les couleurs d'aniline ; il était privé de mouvements de déplacement, mais animé d'une rotation et d'une oscillation manifestes. Dans les cultures en pointe, il se développait sous forme d'un gazon blanc gri-

sâtre au début : jamais la gélatine ne se liquéfiait. Le développement du microbe était accéléré par une température élevée. Cet
auteur inocula ces cultures à l'homme et déclara avoir réussi à
provoquer une conjonctivite granuleuse type.

Goldschmidt, à l'aide de forts grossissements, a trouvé le
même diplocoque. Il a réussi par des inoculations à provoquer
le trachome chez l'homme.

Koucherski a trouvé dans la sécrétion de la conjonctive
trachomateuse beaucoup de petits bacilles, mais pas de microcoques. La culture de la sécrétion, dans le cas de trachome aigu et
chronique, a donné ordinairement des bacilles et des microcoques. L'examen microscopique de follicules trachomateux a
démontré la présence de petits diplocoques très nombreux entre
les cellules. La culture du contenu du follicule a été faite dans
13 cas, et, dans 8 cas, l'auteur a obtenu une culture pure d'un
microcoque qui, macroscopiquement, se caractérise par la
liquéfaction de la gélatine et la formation d'un précipité au fond
du tube d'essai. Sous le microscope, cette culture consistait en
diplocoques semblables au staphylococcus pyogenes albus et aux
autres microbes qui se trouvent dans l'air. Ces cocci se trouvaient
tantôt isolément, tantôt en groupes, tantôt sous forme de chaînes
courb s ou du chiffre 8.

En 1888, Stadérini a publié des observations du plus vif
intérêt. Comme Michel, Goldschmidt, Koucherski, il admet aussi
le diplocoque comme l'agent principal des granulations. Mais le
point le plus intéressant de sa communication, et sur lequel il
a le soin d'insister tout particulièrement, est le suivant : en
portant des cultures de ce microbe dans le cul-de-sac conjonctival d'un lapin, il obtient un résultat négatif, si l'animal est bien
portant, bien nourri et bien logé, et positif lorsque l'animal est
affaibli, malade, mal nourri ou tenu dans un espace plus ou
moins confiné.

Cette même année, Pétresco, de Bucharest, vint décrire un

nouveau microbe qu'il aurait trouvé chez des soldats trachomateux. Ce microbe est différent de celui de Sattler et de Michel par sa manière d'agir vis-à-vis de la gélatine qu'il liquéfie; de celui de Poncet, car il se retrouve dans tout le tissu granuleux, tandis que celui décrit par l'honorable professeur du Val-de-Grâce se rencontrerait seulement dans les leucocytes.

En 1890, au congrès de Berlin, tout le monde était d'accord pour admettre l'existence d'un virus trachomateux, mais personne, pas même les auteurs des travaux ci-dessus résumés, ne revint sur la description de l'agent pathogène.

Dans le courant de cette année, deux auteurs russes ont fait également des recherches sur le micro-organisme du trachome.

Shongolowicz résume les résultats de ses expériences dans les conclusions suivantes :

1° Il existe dans le contenu des follicules trachomateux des bacilles courts qui se distinguent par leur petite taille et la difficulté d'être colorés par les couleurs d'aniline. En outre, toutes les parties du bacille ne se colorent pas avec la même intensité et présentent des inégalités dans la réfraction de la lumière.

2° Les mêmes bacilles se retrouvent dans les coupes du cul-de-sac conjonctival affecté de trachome.

3° Des ensemencements du contenu des follicules montrent des micro-organismes variés : *a*) un petit bacille, distinct de tous les micro-organismes décrits jusqu'ici. L'inoculation de la culture pure de ce bacille dans la conjonctive d'un chat ou d'un lapin y produit une affection ayant une certaine ressemblance avec le trachome ; *b*) quelques espèces de microcoques semblables à ceux décrits comme spécifiques du trachome par d'autres auteurs ; *c*) d'autres micro-organismes accidentels.

D. Jongolowitch a examiné le contenu des follicules et des morceaux du fornix conjonctival et a trouvé beaucoup de bacilles courts : les cocci faisaient défaut. Les bacilles se trouvaient surtout dans les couches profondes de la conjonctive. Il a obtenu aussi ces bacilles dans des cultures pures. L'inoculation de ces bacilles (cultures) aux animaux a donné, dans 27 cas, 2 résultats positifs et 25 résultats négatifs.

Enfin en 1891, Noiszewski a publié aussi un mémoire sur le micro-organisme du trachome.

D'après lui, les microbes découverts jusqu'ici dans le trachome sont des épiphénomènes sans rapport causal avec la maladie. Il prétend au contraire avoir trouvé la cause du trachome dans un microsporon dont il donne la description et qu'il appelle microsporum trachomatosrum ou jagium. Il a réussi à le cultiver sur de la gélatine. Les inoculations sur des yeux de lapins ont toujours donné des résultats positifs, mais seulement quatre à cinq semaines après l'inoculation.

Malgré tous ces nombreux et importants travaux, malgré toutes les recherches qui ont été faites depuis, l'accord est loin d'être fait, et le véritable microbe pathogène des granulations reste encore à découvrir. La bactériologie n'a donc pas apporté dans l'origine de l'ophtalmie granuleuse un jour suffisant pour permettre d'établir entre les différentes formes qu'elle revêt des distinctions très justifiées : c'est encore là un problème dont la solution est offerte à la sagacité des expérimentateurs.

D'ailleurs, il pourrait bien se faire que l'agent pathogène du trachome ne fût pas spécifique. Les lésions variées que l'on observe chez les granuleux pourraient être sous la dépendance de certaines conditions biologiques inhérentes aux patients, au milieu dans lequel ils vivent ou au trachome lui-même.

M. le professeur Truc, sur des granuleux de même origine mais de constitution différente, a d'ailleurs constaté directement des formes cliniques diverses

Certains auteurs veulent identifier la nature de l'ophtalmie granuleuse et de l'ophtalmie folliculaire. Gerken a publié, en 1892, la statistique d'une endémie de trachome très grave qui a frappé les habitants d'un grand village du gouvernement de

Kasan ; d'après les chiffres très détaillés qu'il rapporte, les jeunes
étaient à peu près exclusivement atteints de formes légères de
conjonctivite folliculaire.

Joelson, qui a observé, en 1889, une endémie de conjonctivite
folliculaire dans un pensionnat, rapporte que les pensionnaires
les plus âgés, qui étaient par conséquent dans l'établissement
depuis déjà longtemps, présentaient surtout une conjonctivite
trachomateuse ; il a noté également le passage des inflammations
légères en plus graves et conseille de ne pas être trop optimiste
lorsqu'on a affaire à des conjonctivites même très peu accentuées.

Schilling décrit une endémie semblable qu'il a observée à War-
tenberg, et remarque que les parents et les enfants aînés sont
atteints de trachome ; les enfants plus jeunes ne présentent guère
qu'un catarrhe simple ou à follicules disséminés. Cet auteur est
d'avis que le catarrhe folliculaire et le trachome ne sont que les
différentes phases d'un seul et même processus.

Nuel et Leplat, fervents adeptes au début de la théorie de
Sœmisch, ont observé une épidémie de trachome en Luxem-
bourg, et ont vu nettement le passage successif des conjonctivites
dites folliculaires en trachome.

Wallerstein, qui a eu affaire à une endémie de conjonctivite
folliculaire, affirme catégoriquement que cette inflammation se
transforme souvent en trachome typique grave.

Mutermilch observerait depuis quelques années une famille
dont le père est atteint depuis très longtemps d'une forme
maligne de trachome. Il y a quatre ans, deux fils de ce malade
ont présenté une suppuration insignifiante, du larmoiement et du
ptosis, surtout lorsqu'ils travaillaient le soir. Les conjonctives
étaient hyperémiées, légèrement gonflées et contenaient des
follicules. Quelques semaines de traitement suffirent pour les
guérir complètement. Dans ce cas, dit l'auteur, il n'y avait
aucun doute que la conjonctivite folliculaire des enfants eût pour
source la maladie du père, qui, n'ayant aucune idée de la gravité

de son mal, couchait souvent avec l'un ou l'autre de ses enfants.

Tout récemment, dans un travail présenté au Congrès de Berlin (1890), Chibret, se basant sur des considérations sérieuses, semble vouloir admettre une origine commune pour l'ophtalmie granuleuse, pour l'ophtalmie folliculaire et le catarrhe printanier. Quoique nous soyons partisan de la spécificité de ces diverses affections, nous les distinguons cependant au point de vue de leur origine. Si ces affections étaient identiques, on devrait, semble-t-il, les rencontrer souvent combinées aux granulations, Il n'en est rien. Nous observons à Montpellier peu d'ophtalmies folliculaires, alors que les granulations sont fréquentes. Quant au catarrhe printanier, il est très rare : sur 15,000 malades, nous en avons observé à peine quatre ou cinq cas.

Néanmoins, si, comme tend à l'admettre Mutermilch, le trachome était une inflammation non spécifique, à l'exemple de notre Maître, nous accorderions volontiers au terrain la part que nous réservons actuellement au microbe.

III.

Comment se fait la contagion granuleuse ? Les avis des auteurs sont assez partagés à ce sujet.

Giraldès croit à l'infection par l'air, qui jouerait le rôle d'agent intermédiaire en transportant les germes et en les déposant sur la muqueuse oculaire.

D'après cet auteur, lorsque plusieurs individus atteints d'ophtalmie granuleuse se trouvent réunis dans un même local, l'atmosphère pourrait peut-être se charger de molécules contagieuses par le fait de l'évaporation du pus qui s'échappe continuellement des yeux ophtalmiques. Et il appuie cette manière de voir sur des analyses de l'atmosphère des salles contenant des enfants atteints de trachome, analyses dans lesquelles on a découvert des globules de pus et des plaques épidermiques.

De Græfe croyait également à l'infection par l'air.

Cette même théorie a servi au D' Gendron (Thèse de Paris, 1882) pour expliquer l'apparition subite, en pleine mer, d'une ophtalmie granuleuse à bord des cuirassés le *Sufren* et le *Friedland*. Ces vaisseaux étaient mouillés à Cattaro, dans le voisinage d'un navire russe contaminé, sur lequel passait le vent du nord avant d'arriver aux bâtiments français. Ces derniers, qui étaient partis de leur port dans un très bon état sanitaire, virent, après un court séjour dans ce voisinage, éclater tout d'un coup une épidémie granuleuse. Toute cause de contamination directe ou indirecte fut facilement écartée, puisque le personnel d'aucun bateau français ou russe n'eut de relations : l'air fut dès lors considéré comme l'agent seul capable d'avoir pu transmettre la maladie.

Sulzer, de son côté, ayant constaté en Arabie et aux îles de la Sonde que le trachome est particulièrement fréquent pendant la saison des pluies et au moment des moussons, admet aussi le mode de transmission par l'air.

La contagion par l'air est possible, mais paraît cependant peu probable. Il se peut, accidentellement, que le vent transporte dans l'œil le germe de l'ophtalmie granuleuse ; mais d'ordinaire l'air, comme le froid, l'humidité, la grande chaleur, le vent, les poussières, les brusques changements de température préparent, en déterminant l'irritation de la conjonctive, un terrain favorable à l'infection. Si les granuleux observés par Sulzer étaient plus nombreux à l'époque des moussons ou des pluies, c'est que, fort probablement, la plupart de ces patients étaient déjà porteurs de granulations latentes, sans réaction et qui avaient été jusque-là méconnues ; sous l'influence de l'intempérie du temps, de la pluie, du vent, ces granulations avaient été irritées et les patients avaient été amenés à consulter. A Montpellier, par le mauvais temps, le mistral surtout, nous voyons les granuleux venir nous consulter en plus grand nombre. Cette affluence de malades s'explique surtout par l'irritation oculaire que produisent le vent, la poussière, le mauvais temps ; peut-être aussi, est-il bon de faire remarquer que la plupart de nos granuleux, étant pauvres et réduits à travailler même avec des yeux malades, profitent du mauvais temps pour venir se faire traiter.

La contagion entre l'œil sain et l'œil malade se fait généralement par le contact direct ou indirect. Si le germe du trachome était le gonocoque, il faudrait aussi admettre le contact du pus blennorrhagique avec l'œil.

Dans certains pays, on n'a pas manqué d'incriminer les insectes, auxquels on ferait jouer le rôle de porte-virus. En Egypte notamment, certains auteurs prétendent que de grosses mouches, en se portant des individus granuleux aux individus jusque-là indemnes, communiqueraient à ces derniers des granulations. Les doigts, les mouchoirs, les linges et les objets de toilette (serviettes, éponges, cuvette, etc.) sont à bon droit accusés. La contagion paraît se faire d'autant plus facilement que l'encombrement est plus considérable et les rapports plus intimes. Plus le contact est fréquent et prolongé, plus la diffusion des liquides granuleux est facile, plus rapide et plus étendue est la contagion.

D'ailleurs la contagion exige d'ordinaire une certaine prédisposition générale ou locale.

Le germe, pour se développer, a besoin d'un terrain convenablement préparé.

La race, le climat, l'hygiène générale, l'âge, le sexe, l'altitude, la constitution individuelle, les inflammations, ont été invoqués.

Pendant longtemps on avait cru que les nègres étaient absolument réfractaires au trachome, que les israélites au contraire et les juifs y étaient prédisposés : aujourd'hui, il faut en rabattre. Le nègre, bien que moins fréquemment atteint, peut présenter cependant des granulations, et, parmi les juifs, les plus éprouvés par la maladie sont précisément les plus pauvres, ceux qui vivent dans de mauvaises conditions d'hygiène, mal nourris, entassés dans des logements restreints, sales et peu aérés.

Chibret a observé que la race celtique jouissait d'une immunité à peu près complète vis-à-vis du trachome, et que le virus trachomateux, après son passage sur un Celte, perdait de sa virulence pour les autres Celtes. Il appuie son observation sur des arguments tirés de l'anthropologie, de la géographie, de la clinique et de l'histoire du trachome. Partout en Europe, sauf pour le Piémont, le trachome ne sévit point là où l'élément celtique domine franchement et devient contagieux là où cet élément est moins pur. Et cette immunité persiste quand les Celtes quittent leurs montagnes pour s'établir dans les plaines.

Le même auteur a signalé également ce fait qu'en Belgique, en Suisse et en France, le trachome perd sa contagiosité au-dessus de 200 mètres. Sur le plateau central, le trachome est presque absent (0,31 %, sur 3000 malades).

L'altitude, en effet, semble constituer une condition favorable pour faire perdre au trachome sa gravité et le rendre même inconnu dans certains pays élevés. Mais dans certaines contrées où la chaleur est plus forte, en Algérie, dans le Brésil, dans la Bavière, il faut monter beaucoup plus haut pour rencontrer l'immunité granuleuse ; ce n'est guère qu'à 7 ou 800 mètres qu'on n'observe plus de granuleux.

Les pays chauds et bas, les bords de la mer, sont plus particulièrement exposés au trachome ; toute la région qui encadre la Méditer.anée, la Belgique, la Hollande, l'Irlande, paraissent largement infectées.

Lorsqu'on visite les familles des granuleux, on est souvent frappé de voir les divers membres qui les composent, vivant dans les mêmes conditions, ayant des rapports intimes depuis des mois et des années, être les uns indemnes, les autres granuleux, et, d'une façon générale, la plupart très inégalement touchés : l'explication de ce fait se trouve dans une prédisposition individuelle générale à l'infection.

Les granuleux sont presque toujours des pauvres ; et la contagion se produit d'autant plus facilement qu'il s'agit de misérables, mal nourris, vivant dans de mauvaises conditions hygièniques.

Les blépharites, les conjonctivites, les kératites, les affections lacrymales, etc., préparent le terrain et créent un « locus minoris resistentiæ » : aussi voit-on la plupart des granuleux signaler dans leur jeune âge ou dans le courant de leur vie des poussées du côté des yeux qui ont laissé souvent persister des taies ou des leucomes de la cornée.

La scrofule, le lymphatisme, offrent un terrain favorable à la propagation du trachome. Arlt admet son action, Venneman, Panas et d'autres lui font jouer aussi un certain rôle. Avec le professeur Truc, nous reconnaissons au lymphatisme une influence prépondérante.

Les enfants, les adolescents, les jeunes femmes, à peau fine, à grosses lèvres, à chair molle et flasque, à ganglions cervicaux généralement développés, sont, dans les neuf dixièmes des cas, les seuls atteints, surtout au début. La plupart de nos granuleux ont été ou sont encore des lymphatiques.

La contagion granuleuse dépend donc de germes infectieux et d'une prédisposition générale. Elle varie d'intensité suivant les milieux, suivant les individus et le degré de virulence. C'est là un fait que l'on a toujours constaté. Il semble même aujourd'hui que l'ophtalmie granuleuse aille en diminuant et que la contagion tende à s'affaiblir. En Europe, sa diffusion est moins grande : on ne voit plus ces redoutables épidémies qui, au commencement du siècle, ont ravagé presque toutes les armées d'Europe et fait tant de victimes. Les foyers endémiques, à l'heure actuelle, sont absolument rares. Les germes de l'ophtalmie granuleuse ont-ils diminué de virulence, ou le terrain auquel ils s'attaquent ordinairement est-il devenu plus résistant par le fait des progrès de l'hygiène ? Il se peut que la thérapeutique, en guérissant ou modifiant de nombreux granuleux, ait diminué, dans une notable mesure, la propagation du trachome.

On peut, semble-t-il, trouver ailleurs une autre explication de ce fait. Pour ne parler que de Montpellier, au début, les granuleux sont venus consulter en grand nombre, alors que les autres malades ophtalmiques étaient relativement peu abondants. A ce moment, leur proportion était considérable. Aujourd'hui, les granuleux n'ont pas augmenté : grâce à une bonne hygiène et à un traitement bien conduit, ils ont a plutôt diminué. Les autres malades viennent au contraire en bien plus grand nombre. Il est facile de comprendre que la proportion des granuleux par rapport à ces derniers soit aujourd'hui beaucoup moins forte.

L'ophtalmie granuleuse purulente, qui est la forme la plus virulente, est absolument rare dans nos pays ; la forme sèche, la plus commune, est beaucoup moins dangereuse. C'est là ce qui explique la diminution du trachome que les auteurs sont d'accord à constater.

Dianoux n'a jamais observé de contagion à Pen-Bron ; Chibret, à Clermont-Ferrand, ne relate qu'un seul cas de contagion sur plusieurs milliers de malades ; sur 275 écoliers silésiens, Cohn a trouvé à peine 1 °/₀ de granuleux ; dans les familles que Venneman a visitées en Belgique, il y a peu de granuleux ; les différentes enquêtes auxquelles nous nous sommes livré à Montpellier, à Cette ou dans les villages des environs nous ont donné cette conviction, que la contagion, dans tous ces divers milieux, est assez faible. Nous allons donner d'ailleurs, à ce sujet, plus de détails.

SECONDE PARTIE

ENQUÊTES : RESULATTS.— PROPHYLAXIE DU TRACHOME
ISOLEMENT DES GRANULEUX.

———

Pour apprécier la contagion de l'ophtalmie granuleuse dans la région de Montpellier, nous avons procédé à la façon de Venneman ; de plus, les malades ont été examinés directement et souvent à plusieurs reprises dans leur milieu habituel. Les premières recherches, publiées par M. le professeur Truc (*Semaine médicale*, 1893), portent sur 123 familles de Montpellier, de Cette ou des environs. Tous ces malades, sauf quelques-uns de Béziers, de Perpignan ou de l'Algérie, ont été visités à domicile par M. Truc, par M. Cazalis ou par nous.

Dans nos investigations sur les divers membres de ces familles granuleuses, nous avons porté surtout notre attention sur les points suivants :

1° Profession, logement, toilette, alimentation, habitudes.

2° Antécédents, état général, état oculaire.

3° Origine probable et filiation granuleuse.

Les résultats de cette enquête sont consignés dans des tableaux (voir à la fin).

Ces recherches sont à la vérité longues et pénibles, mais elles ne manquent pas d'intérêt. Elles permettent d'abord de contrôler les assertions des malades en s'assurant de visu si, des divers membres d'une même famille souffrant des yeux, tous ont réellement des granulations ; elles permettent ensuite d'étudier

le milieu dans lequel vivent ces malades, leurs conditions hygiéniques, leurs habitudes, leur état général et oculaire, de se
rendre compte du mode de propagation probable du trachome, et,
avec ces renseignements, d'établir les bases d'une bonne prophylaxie de cette affection. Enfin, elles fournissent également des
notions précieuses sur la géographie et la topographie des granulations, et en sont le complément indispensable.

Pour supprimer ou tout au moins pour diminuer l'ophtalmie
granuleuse, il importe de bien connaître ses foyers ; alors seulement, en suivant les patients dans leurs pays, leurs quartiers et
leurs familles, il sera possible de lutter avantageusement et de
triompher souvent de cette redoutable affection.

Cette enquête, avons-nous dit, porte sur 123 familles, comprenant 531 personnes, dont 257 granuleuses, soit 48,4 %, et
274 non granuleuses, soit 51,6 %.

Les malades sont répartis entre la ville et la campagne :
Montpellier, Cette et les villages environnants.

1° Montpellier : 392 personnes

    Granuleux.................... 204, 52 %.

    Indemnes.................... 188, 48 %.

2° Cette : 71 personnes.

    Granuleux.................... 28, 40 %.

    Indemnes.................... 43, 60 %.

3° Villages : 68 personnes.

    Granuleux.................... 25, 37 %.

    Indemnes .... 43, 63 %.

La proportion des sujets indemnes dans les diverses familles
granuleuses est donc de 48 % à Montpellier, 60 % à Cette, 63 %
dans les villages.

La proportion des hommes, des femmes et des enfants au-dessous de 20 ans est la suivante :

Hommes...................... 21 %.
Femmes...................... 37 %.
Enfants...................... 42 %.

La filiation contagieuse, lorsqu'elle a pu être établie, a paru exister entre mari et femme, entre parents et enfants, entre enfants et parents, entre frères et sœurs.

1° Entre mari et femme........... 24 fois.
2° Entre parents et enfants....... 48 —
3° Entre enfants et parents........ 5 —
4° Entre frères et sœurs.......... 20 —

Le mari et la femme, malgré leur intimité familiale, ne sont pas toujours forcément infectés l'un par l'autre, par leurs enfants ou leurs parents. Les chiffres trouvés à ce sujet sont les suivants :

Père et mère infectés............ 20 fois.
Père sain, mère infectée.......... 41 —
Père infecté, mère saine.......... 14 —
Père sain, mère saine............ 21 —

Dans les cas de veuvage ou de séparation :

Père granuleux.................. 5 fois.
Mère granuleuse................ 9 —
Père indemne................... 3 —
Mère indemne.................. 2 —

La mère a paru être contaminée par le père ou réciproquement :

Mère par père.................. 11 fois.
Père par mère.................. 7 —
Père ou mère................... 3 —

3

Les enfants ont été infectés généralement par la mère ou se sont contagionnés entre eux :

Mère et enfants .... 37 fois.

Frères et sœurs................. 20 —

Dans un grand nombre de cas, 47 % environ, l'infection a été nulle. Dans 27 cas où l'intimité entre sujets sains et granuleux a été à peu près absolue (lit, linges communs), il n'y a eu aucun cas de contagion.

Depuis la publication du mémoire de M. Truc, nous avons poursuivi l'enquête granuleuse aussi bien à Montpellier qu'à Cette et dans les villages environnants. Elle porte actuellement sur 95 familles, comprenant 414 personnes, dont 170 granuleuses (41 %) et 244 indemnes (59 %) et se répartissant de la façon suivante :

1° Montpellier : 235 personnes.

Granuleux................. 105, 44,7 %.

Indemnes................. 130, 55,3 %.

2° Cette : 40 personnes.

Granuleux................. 17, 42,5 %.

Indemnes................. 23, 57,5 %.

3° Villages : 139 personnes.

Granuleux................. 48, 34,5 %.

Indemnes..... .... 91, 65,5 %.

La proportion des sujets indemnes est donc ici de 55,3 % à Montpellier, de 57,5 % à Cette, de 65,5 % dans les villages.

La proportion des hommes, des femmes et des enfants au-dessous de 20 ans est la suivante :

Hommes................. 22. %.

Femmes................. 44. %.

Enfants................. 34. %.

La contagion entre mari et femme, entre parents et enfants, entré enfants et parents, entre frères et sœurs, a paru se faire dans les proportions suivantes :

1° Entre mari et femme........... 7 fois.
2° Entre parents et enfants........ 31 —
3° Entre enfants et parents........ 6 —
4° Entre frères et sœurs.. . ... 19 —

La contamination du mari ou de la femme l'un par l'autre, par leurs parents ou par leurs enfants, n'a pas toujours été constatée. Voici les chiffres que nous trouvons :

Père et mère infectés................ 7
Père sain, mère infectée.............. 29
Père infecté, mère saine.............. 16
Père et mère sains................... 11

Le père a été contaminé par la mère et réciproquement :
Mère par père.................... 6 fois.
Père par mère........ .... 2 —

Les enfants ont été contagionnés habituellement par la mère, moins souvent par le père ou se sont contagionnés les uns les autres :

Mère et enfants.................... 23
Père et enfants.................... 8
Frères et sœurs.................... 19

Dans 27 familles, où l'intimité était très étroite entre sujets sains et granuleux (où le lit, les mouchoirs, les linges de toilette, la cuvette, étaient communs), il n'y a pas eu de contagion.

Une fois, la nièce a été infectée par la tante. La bonne a été également en cause une fois.

Ces deux enquêtes ont été faites dans des conditions absolument identiques, la seconde n'est en somme que la continuation et le complément de l'autre. Il sera donc logique, après avoir comparé leurs résultats, de les réunir en une seule. Nous aurons de la sorte des chiffres assez élevés, ce qui contribuera à donner quelque valeur à nos conclusions.

Dans notre statistique, la proportion des sujets indemnes est un peu plus forte pour Montpellier, Cette et les villages que dans celle de M. Truc.

De même, la proportion des hommes granuleux étant à peu près la même, celle des femmes est plus forte, et celle des enfants un peu plus faible.

La contagion granuleuse entre mari et femme est manifestement moins fréquente; elle est sensiblement la même entre parents et enfants, entre enfants et parents, entre frères et sœurs.

Le nombre des enfants infectés par la mère est également moins considérable.

Enfin, les granulations auraient été prises une fois au régiment et trois fois à l'école, fait qui n'aurait pas été constaté par M. Truc.

La réunion de ces deux statistiques en une seule donne un total général de 218 familles, comprenant 945 personnes. Sur ces 945 personnes, 427 sont granuleuses, soit 45,2 %, et 518 non granuleuses, soit 54,8 %.

Les sujets sont répartis entre Montpellier, Cette et les villages environnants. Les granuleux de Béziers, Perpignan, Alger, Bône, Oran, Constantine, Espagne, Egypte, etc..., sont compris avec les malades des villages.

1º Montpellier : 146 familles, 627 personnes.

Granuleux............ 309   49,30 %
Indemnes............. 318   50,72 «

2º Cette : 25 familles, 111 personnes.

Granuleux 45   40,5 %
Indemnes............. 66   59,5 «

3° Villages : 47 familles, 207 personnes.

Granuleux	73	35,3 %
Indemnes	134	64,7 «

Ces chiffres démontrent nettement que la proportion des sujets indemnes dans les familles granuleuses est moins forte à Montpellier (50 %) qu'à Cette (59 %), moins forte à Cette que dans les villages (64 %).

Cette différence tient probablement à certaines conditions générales de travail, d'alimentation, de sobriété, meilleures à la campagne qu'à la ville, à Cette qu'à Montpellier. La vie en plein air, les maisons plus spacieuses, plus aérées, les constitutions plus vigoureuses, moins lymphatiques à la campagne qu'à la ville, servent également à expliquer ces différences.

La proportion des hommes, des femmes et des enfants au-dessous de vingt ans atteints de granulations est la suivante :

	Montpellier.	Cette.	Villages.	Total.	
Hommes.	66	11	21	= 98 soit 23	%
Femmes.	125	16	27	= 168 — 39,3	«
Enfants.	118	18	25	= 161 — 37,7	«

La proportion des hommes, à Montpellier, à Cette et dans les villages est donc plus faible que celle des enfants et des femmes. A Montpellier et dans les villages, la proportion des enfants est plus faible que celle des femmes : elle est légèrement plus forte à Cette.

Toutes proportions gardées, les hommes granuleux se montreraient plus fréquents dans les villages (28,9 %) qu'à Cette (24,4 %), plus fréquents à Cette qu'à Montpellier (21,3 %) Enfin, considérés dans leur ensemble, ces chiffres indiquent que la proportion des femmes (39 %) est plus forte que celle des enfants (37 %), celle des enfants plus forte que celle des hommes (23 %).

Dans le cours de notre enquête, nous avons eu l'occasion de voir des malades tout à fait guéris, surtout dans les villages; la guérison était même parfois si complète qu'on pouvait se demander si ces malades avaient jamais présenté des granulations. Mais par contre, dans bon nombre de cas, les granuleux ne se doutaient pas de leur affection; d'autres au contraire, seulement améliorés, se croyaient entièrement guéris. Ces derniers étaient non seulement exposés à avoir de nouvelles poussées, mais encore ils pouvaient être ou devenir une source constante d'infection.

Il n'a pas été toujours bien facile d'établir nettement la filiation contagieuse, faute de renseignements précis.

Néanmoins, cette dernière a paru exister plusieurs fois entre mari et femme, entre parents et enfants, entre enfants et parents, entre frères et sœurs.

    1° Entre mari et femme........... 31 fois.
    2° Entre parents et enfants......... 79 —
    3° Entre enfants et parents....... 11 —
    4° Entre frères et sœurs........... 39 —

Nous ferons remarquer toutefois que la contagion, chez un certain nombre de sujets, a pu survenir parfois d'une façon accidentelle difficile à expliquer; par conséquent la filiation indiquée n'est pas toujours certaine, mais seulement probable.

Dans une même famille de granuleux, le mari et la femme, malgré leurs rapports intimes, ne sont pas toujours nécessairement contaminés l'un par l'autre, par leurs enfants ou leurs parents. Le mari peut être sain et la mère infectée et réciproquement, ou tous les deux être sains. Et lorsque l'infection se produit, nous avons remarqué qu'il s'agissait la plupart du temps de sujets scrofuleux ou lymphatiques, présentant des antécédents oculaires et ayant eu pour la plupart de la blépharite, de la conjonctivite, des taies de la cornée, etc. Les sujets maigres, secs ou vigoureux et non lymphatiques, qu'il s'agisse du mari ou de la femme, sont assez rarement infectés.

Voici quels sont, à ce sujet, les chiffres que nous trouvons :

1° Père et mère infectés............... 27
2° Père sain, mère infectée 70
3° Père infecté, mère saine............. 30
4° Père sain, mère saine............... 32

Dans les cas de veuvage ou de séparation, nous avons :

Père granuleux................ 6
Mère granuleuse.................... 14
Père indemne 9
Mère indemne 4

Le père a pu être contaminé par la mère et réciproquement. Nous trouvons, à cet égard, les chiffres suivants :

Mère par le père.................... 17
Père par la mère.................... 9
Père ou mère.................... 3

Les enfants ont pu être infectés par le père ; ils l'ont été très souvent par la mère : dans un certain nombre de cas, ils se sont contagionnés les uns les autres.

Père et enfants................... 10
Mère et enfants.................... 60
Frères et sœurs................... 39

Cette enquête nous a permis également de rechercher à quel âge on rencontre le plus fréquemment des granulations. Sur les 427 granuleux que nous avons observés, nous en trouvons 102 âgés de 10 à 20 ans, 88 ayant 20 à 30 ans, 67 de 30 à 40, 60 au-dessous de 10 ans, etc. Voici d'ailleurs la proportion exacte des granuleux relativement à l'âge.

Au-dessus de 70 ans.   9
De 60 à 70 —   20
— 50 à 60 —   32
— 40 à 50 —   49
— 30 à 40 —   67
— 20 à 30 —   88
— 10 à 20 — 102
Au-dessous de 10 —   60

D'après ces chiffres, les granulations se rencontreraient surtout de 10 à 50 ans, avec un maximum de fréquence de 10 à 20 ans, puis diminueraient à partir de 50 ans et dans un âge plus avancé. Au-dessous de 10 ans, nous trouvons 60 granuleux, soit une proportion de 12 % environ. Ce chiffre est relativement très élevé et semble en désaccord avec les idées généralement admises, à savoir que les granulations sont rares dans le jeune âge.

Cette statistique nous donne aussi d'autres enseignements :

Si nous laissons de côté les malades qui, les premiers dans chaque famille, ont présenté des granulations et sont venus réclamer nos soins, et que nous considérons comme la source d'infection pour tous les autres membres, nous trouvons, dans les 218 familles qui composent nos tableaux, 727 personnes survivantes. Ces 727 personnes se sont trouvées exposées au virus trachomateux, les unes pendant des semaines, d'autres pendant des mois, le plus grand nombre pendant des années : or, il est arrivé que 209 seulement ont contracté la maladie et que 518 ont été épargnées. Sur les 218 familles désignées aux tableaux, 108 ont échappé à la contagion, c'est-à-dire la moitié environ. Il reste par conséquent 110 familles où le mal s'est communiqué au moins à un second membre du foyer.

Parmi les familles où la contagion a été nettement constatée, 8 fois l'infection s'est étendue à tous les membres du foyer.

Sur ces 8 familles, une (Observ. 181) appartient aux villages, et sept sont de Montpellier. Il n'en existe aucune de Cette.

Une seconde personne s'est trouvée porteuse de granulations palpébrales dans 52 familles, se répartissant de la façon suivante:

Montpellier 42

Cette 5

Villages........................... 5

Deux cas de contagion dans une même famille sont signalés 28 fois : 20 fois pour Montpellier, 3 fois pour Cette, 5 fois pour les villages. Les familles où trois personnes présentent des granulations, à côté de la quatrième considérée comme la source d'infection, se trouvent relatées dans nos tableaux au nombre de 13 ; 8 pour Montpellier, 3 pour Cette, 2 pour les villages.

Dans 8 familles, appartenant toutes à Montpellier, nous avons observé quatre cas de contagion.

Enfin, une seule fois (Observ. 195), cinq membres d'une même famille ont été contaminés ; et, chose curieuse, c'est dans une famille de village que cette contagion énorme a été constatée.

En résumé, la proportion des cas de contagion dans les familles que nous avons visitées dans la région de Montpellier est la suivante :

	Montpellier	Cette	Villages	Total	
1 membre.....	42	5	5 =	52,	soit 23,84 %
2 —	20	3	5 =	28	— 12,84 %
3 —	8	3	2 =	13	— 5,96 %
4 —	8	»	» =	8	— 3,71 %
5 —	»	»	1 =	1	— 0,21 %
Famille entière..	7	»	1 =	8	— 3,75 %

Cette proportion est donc en général un peu plus forte à Montpellier qu'à Cette, plus forte à Cette que dans les villages.

Dans 54 familles, où l'intimité des sujets sains et granuleux était absolue, où le lit, les mouchoirs, les objets de toilette (serviettes, cuvette, éponges, etc.), étaient communs à tous les sujets, il n'y a eu aucune infection.

A la Clinique ophtalmologique, dans les salles communes et à la consultation où se trouvent réunis des granuleux et d'autres personnes atteintes d'affections oculaires variées, la contagion granuleuse est rare.

Depuis 7 ans environ, nous n'avons constaté que 4 cas d'infection. Dans un cas, le malade, entré dans le service interne pour une cataracte traumatique, prit des granulations en se lavant imprudemment les yeux avec une solution boriquée dans laquelle un de ses voisins granuleux trempait ses tampons. Dans un second, le sujet, assistant du service, s'infecta lui-même par les doigts, en donnant des soins à des personnes granuleuses ; dans les deux autres cas, l'infection avait été produite par les assistants ou par les autres malades.

A l'hospice général, chez les garçons ou les filles de huit à seize ans, les granuleux sont en petit nombre.

Sur une trentaine de garçons, on trouve cinq granuleux et sur le même nombre de filles, sept granuleuses. La plupart des malades ont pris les granulations pendant leur séjour à l'hôpital.

Chez les vieillards, le nombre des granuleux est également minime. C'est à peine si l'on trouve sur 48 femmes trois ou quatre granuleuses, et sur 64 hommes deux granuleux.

A la Miséricorde, sur 60 garçons ou filles, nous ne trouvons que cinq granuleux.

A Bon-Secours, sur 55 orphelines de 7 à 21 ans, une seule présente des granulations.

Dans les écoles communales que nous avons pu visiter, les granuleux sont aussi très peu nombreux.

A l'école de Boutonnet, fréquentée par les enfants granuleux de l'hôpital général, il n'y a aucun granuleux en dehors de ces derniers.

Enfin, dans les casernes du 2° génie et du 142° régiment d'infanterie, il n'existe actuellement aucun soldat atteint de cette affection.

Ces recherches indiquent bien l'existence et le degré de la contagion. Il importe maintenant d'établir les conditions ordinaires de la contagion et de la non-contagion.

La contagion granuleuse existe, elle est même assez fréquente. Elle se produit presque toujours chez les jeunes sujets au-dessous de vingt ans, chez les femmes plus fréquemment que chez les hommes.

Les enfants au-dessous de quatre ans sont très rarement atteints (1,8 %).

Les scrofuleux, les lymphatiques, les débilités, tous ceux en un mot qui, par le fait de leur mauvaise constitution et d'une hygiène souvent déplorable, présentent une résistance moindre, sont particulièrement atteints : et dans plusieurs familles, nous avons souvent constaté que l'infection choisit nettement ses victimes.

L'influence débilitante des couches fréquentes ou compliquées, le catarrhe de la conjonctive observé si fréquemment pendant l'allaitement chez les mères pauvres, constituent autant de causes prédisposantes pour l'éclosion de l'ophtalmie granuleuse chez des femmes qui, sans cela, auraient probablement échappé à l'infection. Venneman signale ces conditions cinq fois. Pour notre compte, nous les avons observées deux fois (Obs. 47 et 81). Il en est de même de la rougeole et de la conjonctivite ou kérato-conjonctivite que l'on trouve souvent à sa suite : nous l'avons notée une fois (Obs. 38). Nous signalerons également l'influence prédisposante générale de la tuberculose : nous l'avons constatée une fois (Obs. 177).

Outre cette prédisposition générale, il faut également tenir compte d'une prédisposition locale. Un état d'irritation continue de la conjonctive, un catarrhe conjonctival récidivé et de longue durée, en amoindrissant la résistance des muqueuses oculaires, préparent l'éclosion du trachome.

Les conjonctivites et les kératites phlycténulaires, les ophtalmies dites strumeuses ou lymphatiques, ont été bien souvent, dans le jeune âge, les précurseurs de l'ophtalmie granuleuse, qui n'est survenue que plus tard (14 fois).

Plusieurs fois, dans certaines familles granuleuses, l'ophtalmie n'a atteint que ces enfants marqués, pour ainsi dire, d'avance du sceau de la débilité.

Dans un cas, nous avons noté l'ophtalmie purulente des nouveau-nés dans les antécédents oculaires du malade.

Un certain nombre de granuleux avaient présenté des affections lacrymales diverses avant d'avoir des granulations.

Dans 14 cas, il existait du simple larmoiement; dans 4 cas, une dacryocystite muqueuse ou purulente.

Un de nos malades a eu un glaucome double avant de contracter des granulations.

Des leucomes consécutifs à des kératites ulcéreuses, à des traumatismes ou à des abcès de la cornée sont signalés 11 fois.

Des blépharites simples ou des blépharo-conjonctivites ayant précédé l'apparition du trachome ont été notées dans un certain nombre de cas.

Consécutivement aux conjonctivites catarrhales aiguës que nous avons eu à traiter dans certaines familles où vivaient un ou plusieurs granuleux, nous avons vu quelquefois les granulations naître sur les conjonctives de l'un ou de l'autre membre de la famille épargné jusque-là de la contagion. Cette apparition consécutive des granulations est une preuve de la nécessité de la préparation du terrain pour l'inoculation du trachome. Pour quelques cas de ce genre, nous pouvons affirmer que les granulations n'existaient pas avant l'éclosion de la conjonctivite aiguë. Toute conjonctivite purulente est contagieuse, quel que soit d'ailleurs le degré de sa purulence. Mais le catarrhe ainsi com-

muniqué, pour se transformer en trachome, a besoin de l'inoculation simultanée ou consécutive du virus trachomateux.

En résumé, plus de 60 sujets (18 % environ) ont présenté
tout d'abord des affections oculaires diverses, telles que blépharites, conjonctivites, kératites, états lacrymaux, etc., et ne sont
devenus granuleux que plus tard.

Le mode de contamination peut être direct ou indirect et varier
à l'infini ; mais c'est toujours par le contage que la transmission
se fait.

Les doigts mal nettoyés, le lit, les éponges, les mouchoirs,
les objets de pansement, les essuie-mains, les linges de toilette,
les vases à eau servant à plusieurs pour se laver le visage, les
baisers, dans quelques cas peut-être certains jeux, sont les
modes d'infection les plus ordinaires. Une fois la nourrice a été
en cause ; dans un autre cas, la bonne a été la source d'infection.

Il est probable que la plupart de nos malades ont été infectés
chez eux et entre eux, en se servant des mêmes mouchoirs, des
mêmes linges de toilette, etc...

A l'Hôpital-Général, à la Miséricorde, à Bon-Secours, etc., où
chaque sujet a sa toilette distincte, où les plus grands soins de
propreté sont pris, la contagion s'observe assez rarement. La
contagion dans les écoles et à la caserne est rare ; toutefois,
un de nos malades semblerait avoir pris des granulations au
régiment (Obs. 10) et trois autres à l'école (Obs. 188, 190 et
193).

Les ophtalmies printanières sont absolument exceptionnelles
puisque, sur 15,000 malades, il nous a été permis d'en rencontrer 4 ou 5 au plus. Nous ne les avons jamais observées à
côté des ophtalmies granuleuses.

Les ophtalmies folliculeuses, plus fréquentes que le catarrhe
printanier, mais moins que l'ophtalmie granuleuse, ont été
assez rarement observées à côté du trachome.

Si l'origine de ces trois affections était commune, comme certains auteurs ont de la tendance à l'admettre, nous devrions observer ces dernières plus fréquemment et les rencontrer souvent dans les familles en même temps que le trachome.

Les ophtalmies phlycténulaires sont au contraire plus fréquentes; elles se combinent souvent avec le trachome, formant ce que M. Truc a désigné sous le nom de conjonctivite granulo-lymphatique.

La contagion a paru s'effectuer, en général, pendant les poussées aiguës ou subaiguës des granulations, à la période de suppuration ou de catarrhe; elle n'a été presque jamais observée dans les formes chroniques sèches.

Si la contagion n'est pas rare, la non-contagion est également fréquente, vu le temps souvent très long pendant lequel certains sujets sont demeurés exposés à l'infection. Sur les 945 personnes composant les 218 familles, 518, c'est-à-dire 54.8 % sont restées indemnes. La non-contagion est également fréquente dans les familles : sur 218, 108 ont échappé à la contagion, soit 49.54 %. Ordinairement un second membre a seul contracté les granulations conjonctivales ; moins souvent deux, quelquefois trois, rarement quatre, exceptionnellement cinq.

De prime abord, la contagion semblerait devoir être très commune de mari à femme, et inversement. Notre enquête démontre qu'il n'en est rien. Cent vingt-sept fois les granulations auraient pu se communiquer d'un conjoint à l'autre, et l'infection n'a eu lieu que vingt-sept fois. Soixante-dix fois le mari a résisté à la contagion à laquelle l'exposaient, des jours et des nuits multipliés, les conjonctives trachomateuses de son épouse ; et la femme, trente fois, n'a pas contracté les granulations de son mari.

Ces chiffres acquièrent encore plus d'importance quand on songe que mari et femme vivent d'ordinaire dans des conditions identiques de mauvaise hygiène, conditions qui servent à préparer le terrain à la contagion. C'est en effet dans des appartements étroits, humides, mal aérés, le plus souvent sales, pleins de poussière ou de fumée que nous trouvons la généralité des granuleux de notre région. Nous nous hâterons d'ajouter que les hommes qui vont au dehors vaquer à leurs occupations journalières, restent par le fait moins longtemps exposés à ces influences nocives qui préparent le terrain pour la contagion et résistent mieux et plus longtemps à l'infection : aussi leur chiffre de contagion reste-t-il sensiblement moins élevé que celui de la femme. Par contre, l'homme qui travaille dans une usine, dans une fabrique ou dans un atelier quelconque, trouve là des causes irritantes qui vont préparer ses conjonctives à la contagion, et succombe alors plus facilement.

Les adolescents et les adultes, sujets non lymphatiques, forts, vigoureux, ou maigres et secs et sans irritation préalable des yeux, ont généralement échappé à la contagion. La résistance des sujets, comme leur prédisposition, est donc question d'âge, de constitution, de terrain. La non-contagion s'explique par le peu d'écoulement purulent ou muco-purulent, catarrhal ou lacrymal de la conjonctive. Les formes aiguës sont relativement rares ; les formes suppuratives absolument exceptionnelles ; nous en avons rencontré à peine trois ou quatre cas depuis la création du service.

Les formes que nous observons le plus ordinairement sont les formes chroniques, sèches, avec quelques poussées aiguës. ou subaiguës de temps à autre, mais généralement l écoulement est minime.

Très souvent dans les granulations lymphoïdes, toujours dans les granulations scléroïdes, la conjonctive est sèche ou à peine humide, il n'y a pas d'excrétion. Dans ces cas, la contagion est nulle ou à peu près nulle. Toutefois, il peut survenir, sous des influences diverses, une exacerbation, une poussée qui donne lieu à la production de sécrétions nouvelles et permet alors l'infection ambiante.

La contagion est donc fonction de la sécrétion granuleuse : sa fréquence est en raison directe de l'abondance de cette sécrétion et de sa virulence.

L'ophtalmie granuleuse, qui a sévi autrefois avec tant de violence dans la plupart des armées d'Europe, était caractérisée par une abondante sécrétion de pus ; aussi la propagation se faisait-elle aisément et avec une rapidité parfois effrayante.

De nos jours encore, les ophtalmies granuleuses en Algérie, en Egypte, en Orient, sont très souvent purulentes à certaines époques de l'année, pendant la saison sèche notamment ; la contagion est alors fréquente. La contagion est au contraire rare pendant tout le reste de l'année, tant que les granulations palpébrales restent sèches.

En France, les granulations sont actuellement très peu purulentes ; l'état aigu est très rare. Dans la région de Montpellier, la forme aiguë est exceptionnelle ; la forme subaiguë avec sécrétion muqueuse, quoique plus fréquente que la forme précédente, est encore assez rare ; par contre, la forme chronique, sèche, est la plus communément observée, sa fréquence est même assez grande ; mais, par le fait même de l'absence de sécrétions, la contagion est diminuée, et souvent même difficile.

La contagion granuleuse dans nos pays est donc actuellement peu redoutable : elle l'est bien moins qu'autrefois, bien moins encore qu'en Algérie, en Egypte et en Orient, etc., à cause de l'extrême rareté des sécrétions chez nos granuleux. Elle n'est à craindre que chez les jeunes sujets, chez les femmes, chez les lymphatiques surtout. La transmission se fait par le contact direct ou indirect, surtout lorsqu'il existe un écoulement catarrhal, muco-purulent ou purulent de la conjonctive. L'infection se produit rarement dans les écoles, dans les casernes, dans les crèches : on l'observe le plus ordinairement dans les familles.

Ces considérations générales vont nous servir à établir les règles d'une bonne prophylaxie du trachome et nous permettre d'étudier la question importante de l'isolement des granuleux.

Faut-il laisser les granuleux dans une famille ? Faut-il, dans un hôpital, instituer des salles de granuleux destinées exclusivement aux personnes atteintes de granulations, séparer les ophtalmiques granuleux des autres malades et les classer également par catégories séparées, d'après le degré de gravité de la maladie, l'abondance de la suppuration, etc. Doit-on renvoyer les enfants granuleux d'un pensionnat chez les parents ? Congédier les militaires qui sont atteints de granulations? Evacuer un établissement où cette affection est devenue endémique ?

Galezowski, attribuant au trachome une extrême contagiosité, semble vouloir un isolement complet.

Pour de Wecker, les granulations à sécrétion conjonctivale sont les seules dangereuses ; les granulations chroniques non enflammées, à muqueuse presque sèche, sont au contraire anodines. Aussi garde-t-il toutes ses rigueurs pour les granulations fluentes.

Il ne demande pas l'isolement des granuleux secs et ne trouve pas d'inconvénient à congédier dans sa famille un militaire ou un collégien présentant cette forme de granulations et à le laisser vivre de la vie commune. Toutefois il conseille de prendre certaines précautions et de surveiller attentivement ces malades. En effet, pendant un certain temps, ils peuvent présenter une conjonctivite granuleuse non contagieuse ; mais à un moment donné, à la suite d'irritations diverses et répétées, la conjonctive peut s'enflammer, un état de purulence est susceptible de se déclarer, auquel cas ils deviennent subitement un danger pour leur entourage. Aussi déconseille-t-il autant que possible la cohabitation des sujets granuleux avec des sujets sains.

Nous estimons qu'à tout prendre, il est bien préférable de pécher par excès que par défaut de prudence. Néanmoins, si nous pesons les conditions de contagion et de non-contagion que

4

nous avons précédemment énumérées, nous serons porté à nous faire une opinion qui variera suivant les circonstances et suivant les cas : nous distinguerons les diverses formes de granulations, les formes sèches et les formes fluentes ; nous tiendrons le plus grand compte de l'âge, du sexe, du tempérament des sujets, de leurs antécédents oculaires, de l'état actuel de leurs yeux, de leurs conditions sociales ; nous nous souviendrons que les granulations les plus bénignes en apparence peuvent, à un moment donné, devenir extrêmement contagieuses. Sous des influences irritantes diverses, générales ou locales, il peut se produire une inflammation vive de la conjonctive avec sécrétion purulente, et, dans ces conditions, le sujet peut infecter toute une famille et devenir de ce chef très dangereux.

Aussi, nous pensons que les granuleux aigus ou subaigus, présentant un écoulement purulent, muco-purulent, muqueux ou lacrymal, doivent être soigneusement isolés. Mais, comme l'infection se produit par le contact seulement (direct ou indirect), cet isolement ne sera jamais absolu.

A l'hôpital, il n'est pas nécessaire d'avoir recours à un isolement complet, d'avoir une salle particulière destinée aux seuls granuleux : mais l'isolement relatif s'impose : il sera d'ailleurs facile de l'obtenir.

Dans les armées, quoique les cas de contagion granuleuse soient aujourd'hui extrêmement rares, il importera néanmoins de prendre certaines précautions. Le métier des armes, par le service de garnison, les marches forcées, les factions en plein air, l'encombrement dans les corps de garde, etc., prédispose aux affections conjonctivales de toutes sortes et prépare ainsi au développement de cette affection. On peut ajouter à ces différentes causes les blennorrhées oculaires par cause uréthrale, et peut-être aussi la dépression de l'organisme résultant du passage brusque de l'état civil à l'état militaire.

Pour tous ces motifs, il importera donc d'isoler les militaires

atteints de granulations, de les hospitaliser et de les soigner
jusqu'à guérison suffisante. A leur sortie de l'hôpital, les militaires entièrement rétablis pourront être dirigés sur leur corps,
où ils seront soumis à une surveillance active. Si, par exception,
un convalescent d'ophtalmie granuleuse est renvoyé dans ses
foyers, il sera nécessaire d'indiquer aux parents et à lui-même
les précautions à prendre pour empêcher la maladie dont il est
atteint de se communiquer à d'autres.

D'autre part, l'ophtalmie contagieuse n'est pas bornée aux
armées ; depuis longtemps déjà, elle a fait invasion dans le civil,
et, si malheureusement le soldat renvoyé dans ses foyers a contribué à une certaine époque à infecter les populations, celles-ci à
leur tour pourraient réimporter l'ophtalmie dans l'armée. Parmi
les jeunes soldats qui arrivent au corps on peut en trouver quelques-uns qui présentent des granulations.

Des soldats renvoyés en congé chez eux, et présentant des
conjonctives saines en apparence, peuvent également à leur
retour présenter des granulations.

Il faudra donc, dans le recrutement, visiter les hommes avec
le plus grand soin ; visiter aussi tout homme rentrant au
corps après une absence quelconque, le renvoyer sur-le-champ
en traitement dans les hôpitaux si l'état de ses yeux l'exige, ou
le surveiller attentivement s'il est peu gravement atteint.

Dans les écoles, dans les pensionnats, dans les orphelinats,
les granuleux, avec sécrétion abondante, pouvant devenir une
source constante d'infection, seront soigneusement isolés et traités
jusqu'à guérison complète. On surveillera attentivement les granuleux secs. D'ailleurs, il sera toujours possible de les grouper,
et, s'ils sont assez nombreux, de constituer pour eux des classes
spéciales.

Dans les familles où la contagion est fréquente, il faudra éviter
l'encombrement et les contacts intimes, médiats ou immédiats,
entre sujets sains et sujets infectés; linges, mouchoirs, éponges,

essuie-mains, cuvettes, etc..., seront spécialement affectés à chaque membre.

Enfin, on s'efforcera de faire connaître partout que l'ophtalmie granuleuse est une maladie essentiellement contagieuse et, partant dangereuse, puisqu'elle est susceptible de se communiquer d'un individu à l'autre ; on indiquera en même temps les précautions à prendre pour éviter le danger de la contagion.

Eloigner le granuleux de la famille, c'est déjà éloigner la source même de l'infection ; le soigner et le guérir, si possible, c'est la détruire. L'hospitalisation et le traitement actifs des granuleux d'une part, les enquêtes administratives et les instructions médicales d'autre part, sont les conditions nécessaires d'une bonne prophylaxie du trachome.

En résumé, qu'il s'agisse du civil ou du militaire, de la caserne ou de la famille, des crèches, des écoles, des pensionnats, etc..., il importera d'éviter les causes qui ont pour effet d'entretenir un état congestif ou irritatif sur les organes oculaires, ou d'en occasionner l'inflammation : le séjour dans une atmosphère froide, humide, chargée de poussière ou de fumée, l'action d'une vive lumière réfléchie par une substance blanche, les refroidissements, etc... Il faudra supprimer également l'abus des boissons alcooliques, et conseiller une nourriture saine et suffisante. On s'efforcera de placer le malade dans des conditions hygiéniques favorables et de lui procurer autant d'air pur que possible. Les malades devront sortir et se promener tant que leur état sanitaire et les conditions atmosphériques le leur permettront. Comme la granulose palpébrale a pour facteurs principaux, outre la présence d'un agent actif, l'influence des causes dépressives de toute nature, il faudra entourer le malade de toutes les conditions propres à relever le moral, s'il est abattu, et la constitution physique, si elle est ébranlée.

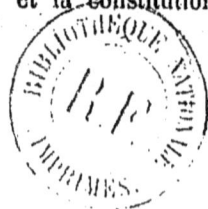

BIBLIOTHÈQUE NATIONALE
R. P.
IMPRIMÉS.

OBSERVATIONS

DE MALADES GRANULEUX

RECUEILLIES

A Montpellier, a Cette et dans les villages environnants

Numéro	FAMILLE	INDEMNES (AGE)	GRANULEUX (AGE)	ÉTAT LOCAL	ÉTAT GÉNÉRAL	ÉTAT SOCIAL	FILIATION	INFECTION	OBSERVATIONS
1 M	P. Ménagère N° 5	Fille 24 Fille 18	Mère 49 Fille 20 Fille 15	Gran. sclérotitos Légère kératite.	Lymphatisme très marqué	Deux chambres derrière magasin, mal éclairées, mal aérées, sales	Mère Fille 20 Fille 15	Lit, linges, toilette communs.	Pas de granuleux dans première famille de la mère
2 M	P. A. Terrassier N° 5	Mère 31 Fils 6 Fille 15	Belle-mère 65 Père 33	Glauc. double, granul. fibro-lymphatiques. Trichiasis, xérosis, granul. lymphatiques.	Lymphatique.	Appartem. bien aérés, mal tenus et toilette laissant à désirer; ongles sales	Père	Père fréquentait ami granuleux qui l'a probablement contaminé.	Père a deux sœurs granuleuses, trichiasiques et leucomateuses; la femme, pas lymphat., couche avec mari, se sert des mêmes linges, et est indemne.
3 M	S. J. Cultivateur N° 5	Père 53 Fils 24 Fils 18 Fils 16	Mère 47	Granul. sclé-robles, taie légère OD.	Brune, sèche, peu lymphatiq.	Appartem. propres, bien aérés, toilette assez bonne		Pas contagion.	
4 M	M. P. Culottière N° 5	Père 43 Mère 35 Fille 19 Fille 13	Fille 17	Granul. fibroblés.	Pas lymphatiq.	1 Cuisine, 2 chambres, bien aérées, propres; ongles assez propres.		Fréquente amie qui a granulations depuis 7-8 ans.	
5 M	O Employé de magasin N° 6	Père 55 Mère 19 Fille 16 Fils 28	Fille 22 Fils 25	Leucome, entropion, trichiasis. Idem.	Lymphatiques	Appartem. bien aérés et propres; toil. ongles bonne.	Fille 18, m. Fille 22 Fils 25	Peut-être par linges? et lit.	Mère et fille 16, ont couché avec fille 22, granulée, et sont indemnes; père et fils aîné ont couché avec fils granul, et sont indemnes.
6 M	M. M. Ménagère N° 4	Mère 60 Petit-fils 6	Fils 39 Fille 28	Leucom. cornéen Lacrim., leucome corné.	Lymphatique	2 chamb. grand, mais peu de jour; aération et propreté laissant à désirer; mains souvent sales	Père Fils 39 Fille 28	?	Mère couche avec fille, se sert des mêmes linges, et est indemne.
7 M	E. J. Plâtrier N° 6.	Père 64 Mère 50 Fils 20 Fils 12	Fils 30 Fille 17	Leucome cornéen. Granul. lymphoblès, talcaranciennes.	Peu lymphatiq. Très lymphatiq.	1 cuis., 3 cham. bien aérés et propres; toil. ongles assez bonne.	Fils Fille	Peut-être par linges.	
8 M	C. E. Couturière N° 4	Fils 20	Père 45 Mère 48 Fille 12	Kératite OD. conjonct. OG.	Sec. Grasse, lymphat. Très lymphatiq., anémie.	Cuisine, 1 chambre; fils couché dans cuisine; mains sales,	Mère Père Fille	Linges et cuvette communs.	
9 M	R. J. Ménagère N° 5	Fils 12	Mère 42 Fille 9	Kératite, pannus	Sèche Très lymph.	Cuisine et 1 ch., peu aérées; toilette très négligée.	Mère Fille	Mère couche avec sa fille; cuvette et linges communs.	Mère couche quelquefois avec fils qui n'a rien, paraît-il.
10 M	Agent-voyer cantonal N° 2	Femme 24	Mari 29		Non lymphat.	Appartement très propre, bien aéré		Pas contag.	Granulations prises probablement à la caserne.

Numéro	FAMILLE	INDEMNES (AGE)	GRANULEUX (AGE)	ÉTAT LOCAL	ÉTAT GÉNÉRAL	ÉTAT SOCIAL	FILIATION	INFECTION	OBSERVATIONS
11 M	J. T. Cultivateur No 6	Père 50, Mère 43, Fils aîné 12	Fils 18, Fils 13, Fils 22	Trachome Idem, Idem.	Tous les trois non lymphat	Appartem. assez propr. mais petit, plafonds bas.	Fils 18, Fils 12, Fils 13	Lit, cuv., linges communs.	
12 M	N. Ménagère No 3	Père 31, Enfant 7	Mère 27	Opht, scrof., taies	Lymphatique	Chambre propre, peu aérée, plafonds bas; mains et ongles sales.	Grand'Mère Fille	Peut-être par linges	Mère de la malade, granuleuse depuis longtemps.
13 M	P. V. Homme de peine. No 3	Fils 27	Père 60, Mère 55		Non lymphat. Lymphatique	Appart. étroits, sales, peu de jour et d'air; toilette très négligée.	Père Mère	Lit et linges communs.	Le père a les yeux délicats depuis enfance; le fils, pas lymphatique, bien portant, est indemne.
14 M	V. V. Ménagère No 4	Père 44, Fils 14, Fils 15	Mère 43	Conj., état lnc.	Lymphatique	Appart. propres bien aérés; mains et ongles sales.	Surnuméraire de la Mère Mère	Probablem. par linges	La malade a une sœur granuleuse depuis 15 ans.
15 M	P. V. Cultivateur No 3	Fils 9	Père 31, Mère 30		Blépharite étant jeune	Appartem. bien aérés, mal tenus; toil. générale dout.	Frère aîné Père Mère	Lit souvent commun, mêmes linges et même cuvette.	Le père a eu un frère aîné granuleux.
16 M	D. I. Ménagère No 2	Mari 23	Femme 20 1/2		Lymphatique; croûtes à la tête jusqu'à 18 ans	Appartem. assez propres, toil. soignée, mais ongles sales.	?	Probablement par linges	La malade a une sœur (15 1/2) qui a été contagionnée; elles n'ont pas couché ensemble.
17 M	G. J. Ménagère No 2	Mari 58	Femme 60	Kératite et pannus supérieur OG	Non lymphat.	Appartem. assez propres, bien aérés; toil. un peu négli., ongles sales.	?	Pas contagion.	
18 M	M. L. Cultivateur No 4	Fils 6	Père 38, Mère 33, Fille 12	Blépharite, leuc. Leucome adhér.	Lymphatique	Appartem. peu aérés, malpropres, toilette très néglig., habits, mains sales	Fille Père Mère	Lit et probablem. linges.	La fille a naveau souffrant des yeux; et joue souvent avec lui.
19 M	L. F. Employé de commerce No 8	Mère 23, Fils 8, Fils 7, Fils 5, Fille 2	Tante 71, Gd'mère p. 62, Père 36	État lacrymal	Lymphatique; croûtes à la tête dans l'enfance	Maison vaste, bien tenue; toilette générale bonne.	?	Peut-être par ling. et mouchoirs.	Le père a souffert des yeux dans l'enfance, depuis paupières un peu rouges; enfants ressemblent à la mère, qui n'est pas lymphatique.
20 M	B. L. Employée usine No 3	Mère 45, Fils 18	Fille 24	Taies légères	Lymphatique étant jeune, actuellement peu	Appartem. assez propres; toil. assez bonne, ongles souvent sales.	?	Pas contagion.	La mère couche avec sa fille, et pourtant n'a jamais eu mal aux yeux.
21 M	B. Lessiveuse No 9	Père 44, Fils 21, Fils 15, Fille 8	Mère 38, Fille 19, Fils 13, Fils 11, Fils 7 1/2	Conjonctivite strumeuse	Tous les granuleux sont lymphatiques	3 petits appart., peu éclairés; 2 lits dans une chambre, 3 dans l'autre; prop. laisse à dés., sauf fille aînée, toil. des autres négligée.	Fille 19, Fille 17, Mère, Fils 13, Fils 7 1/2	Lit, linges, verres communs.	La mère a frère et sœur granuleux; fille de 8 couche avec deux sœurs granuleuses, et est indemne; fils de 15 indemne malgré lit commun avec le 3e, qui est granuleux. Le père couche avec mère granuleuse et a seulement un peu de blépharo-conjonct. de OG.

Numéro	FAMILLE	INDEMNES (AGE)	GRANULEUX (AGE)	ÉTAT LOCAL	ÉTAT GÉNÉRAL	ÉTAT SOCIAL	FILIATION	INFECTION	OBSERVATIONS
22 M	P. L. Ménagère N° 6	Père 39 Fils 14	Mère 33 Fils 8 Fille 6 Fils 4		Lymphatique Lymphatique Lymphatique Bien portant	Appart. propres, peu aérés; 6 couch. dans même chamb.; toilette négligée.	Mère Fils 8 Fille 6 Fils 4	Linges, lit commun.	
23 M	L. P. Ménagère N. 5	Père 43 Gr.d-père 69 Gr.d-mère 56 Fils 16	Mère 36		Sèche bien portante	App. prop., aér. bonne, toil. bonne. ongles q.q. sales.		Pas contagion.	.
24 M	C. L. Lessiveuse N. 7	Père 52 Fille 26 Fille 21 Fils 15 Fille 13	Mère 45 Fille 4		Lymphatique Lymphatique glandes cervic.	App. petits, peu aérés, mal éclairés, habits, ongles sales	Mère Fille	Peut-être linges communs; fille couche avec sa mère.	
25 M	H. Ménagère N. 4	Père 24 Enfant 1	Grand'mère 51 Mère 20		Non lymphat. Non lymphat.	App. assez éclair. et aérés, mais propreté douteuse, ongles sales.	Grand'Mère Mère	Par linges prob., ne couchaient pas ensemble.	La grand'mère malade depuis 25 ans, mère depuis 1 an 1/2 ; celle-ci n'a jamais eu mal aux yeux avant cette époque.
26 M	O. Employé de magasin N. 7	Père 51 Mère 47 Fils 13 Fille 7	Fils 25 Fille 22 Fille 18		Tous les trois lymphatiques	Appartem. tenus proprement; toilet. bonne, sauf fils qui par son métier a mains et ongl. sales.	Fille 18 Fille 23 Fille 25	Linges, mouch., lit.	La fille, de 18 ans, a paupières rouges depuis enfance. La mère et la jeune fille couchent avec fille de 22 ans, prennent précautions pour serv., sont indemnes.
27 M	E. P. Ménagère N. 3	Mari 62 Fils 26	Femme 60		Peu lymphatiq.	App. assez bien ; toil. assez bonne.		?	La fille pas lymphatique couche avec sa mère et n'est pas granuleuse.
28 M	C. Menuisier N. 4	Gr.d-mère 81 Fille 26	Père 53 Mère 48 Fils 19	Lacr., un peu gra. Granul. rares	Pas lymphatiq.	Appart. bonnes cond.; toil. génér. assez bonne.	Père Mère Fils	Lit et linges	Le père du mari avait paupières rouges, ectropionnées.
29 M	T. Ménagère N. 7	Gr.d-père 73 Mère 46 Sœur 39 Fille 17 Fils 19	Grand'mère 70 Petit-fils 3	Kérato-conjonct.	Non lymphatiq. Lymphatique	1 cuis., 3 cham. bien aérés; toilette laisse un peu à dés.	Grand'mère Petit-fils	Peut-être par linges et mouchoirs	La grand'mère couche avec fille de 17 an. qui est sèche et indemne ; grand'mère avait eu mal aux yeux il y a 48 ans.
30 M	R. Représentant de commerce N. 3	Fils 13	Père 34 Mère 32 Fils 10 Fille 5 1/2	Pas de lésions cornéennes	Bien portant Lymphatique Pas lymphatiq. Lymphatique	App. assez prop., bien aérés ; toilette assez bonne, mains, ongles peu propres.	Père Mère Fils Fille	Lit, linges mouchoirs, doigts probablement	Fils de 13 ans couche avec frère granuleux et est indemne.
31	V. Boucher N. 5	Mère 49 Fils 21	Père 46 Fille 19 Fille 17	Kérato supér. légère et pannus	Tous lymph.	App. assez prop., toil. assez bonne, mains, ongl. sales.	Père Fille 19 Fille 17	Linges et lit	Père a eu, il y a 18 ans, kératite OD; fille aînée a tache OD consécutive à traumatisme.
32	V. Ménagère N. 6	Belle-mère 55 Mari 30 Fils 2 1/2	Femme 29 Fils 7 Fils 5	Kératite, lengcomes, état lacrymal. Kératite	Tous lymph.	App. assez sales, étroits, peu aérés, toil. très négligée.	Femme Fils 7 Fils 5	Lit, doigts, probabl. linges, toil.	Le père de femme granul. lacrymal; frère opéré de trichiasis et d'entropion (granul.).

Numéro	FAMILLE	INDEMNES (AGE)	GRANULEUX (AGE)	ÉTAT LOCAL	ÉTAT GÉNÉRAL	ÉTAT SOCIAL	FILIATION	INFECTION	OBSERVATIONS
33 M	G. E. Repasseuse N. 5	Père 53 Fille Fille	Fille 24 Fils 13 1/2	Kératite et pannus.	Tous deux lymphatiques	4 app. bien aérés, assez prop., toilette laisse à désirer.	Fils Fille	Probabl. linges et doigts.	Le fils a probabl. pris granul. d'un autre enfant avec qui il jouait d'habitude.
34 M	J. L. Peintre N. 4	Fille 8 Fils 5	Père 34 Mère 35	Blépharite et taies.	Lymph. dans enfance.	3 app. peu aérés, assez prop., toilette ongles, mains, lais. à désirer.	Père Mère	Lit, linges communs, doigts (femme soigne mari)	Mère de femme a eu mal aux yeux; rien du côté du mari. La femme a eu mal aux yeux dans enfance et depuis souffre toujours un peu.
35 M	C V. Ménagère N. 4	Père 46	Mère 42 Fille 10 Fille 5		Tous 3 lymph. Croûtes à tête, figure dans enfance.	Appartem. sales chambres sans fenêtres, ouis. bien aérés, toilet. négl.	Mère Fille 5 Fille 10	Serviettes, mouchoirs, lit, peut-être par doigts en se soignant.	Le grand-père avait les yeux rouges.
36 M	G. A. Fumiste N. 4	Femme 21 Fille 3 Mère du mari 72	Mari 26	Ulcère OD et granulations	Pas lymphatiq.	Appart. aérés, propres, toilet. un peu négl., mains, ongles sales.	Père Sœur Mari	Peut-être par linges	Le père du mari avait paupières rouges, sœur est granuleuse depuis 4 ou 5 ans.
37 M	F. F. Plâtrier N. 1		Lui 30	Kératito, pannus	Lymphatique	3 appartements, toilette laisse à désirer.		Pas contagieu.	
38 M	B. Repasseuse N. 4	Fille 25 Fille 19	Père 59 Mère 54	Léger trichiasis et leucomes	Lymphatique dans enfance, actuellement pas	App. peu aérés, humides, toilette générale assez bonne.	Mère Père	Lit, serviettes et cuvette	Filles couchent avec mère, se servent des mêmes serviettes et sont indemnes; ont 1 fils et 1 fille mariés granuleux et 1 fille mariée indemne.
39 M	F. Cantonnier N. 3		Mari 27 Femme 26 Fille 4	Taie cornée OD. Taie OD traumat. Gran. dep. enfan.	Actuellement bien portant Lymphatique	App. assez aérés, propres, toilette générale bonne.	Mari Femme Fille	Probabl. linges	
40 M	C. Cocher N. 3	Fils 8	Père 58 Fils 16 1/2	Taie OG conséc. à granulations. Taies ODG et staphyl. OD conséc. à granul.	Non lymphatiq, Lymphatique	App. humides, peu aérés et peu propres, toilette très négligée.	Père Fils	Linges communs	Le fils 8 ans, non lymphatique est indemne et couche avec fils 16 ans, sans prendre précautions pour linges.
41 M	L. M. Journalière N. 2	Mère 52	Fille 28	Trichiasis, kératite légère produite par trich.	Non lymph.	App. sales, peu aérés; toil. très négligée.	Fille con'.	Lit et linges com. avec cousine, il y a 22 ans.	Mère, pas lymphatique, lit et linges communs avec fille, est indemne.
42 M	A. Hom. peine N. 4	Mère 68 Fils 6	Mari 54 Mère 30	Taie OG; lacr. kératite, rétréc. lacrym.	Lymphat.	Appart. propres bien aérés, toilet., ongl., doigts assez bonne.	Mari Femme	Linges et lit communs, doigts.	La mère du mari était granuleuse.
43 M	B. J. paveur N. 4	Fils 6 1/2	Père 33 Mère 32 Fille 3 1/2	Taie de corn; taies ODG; conj. lymph.	Lymphat.	Chambre comm., peu aérée, exposée au soleil, toil. négl.	Père Mère	Lit et linges communs; peut-être doigts.	Le mari a mère et sœur granuleuses; enfants couchent ensemble, pas granuleux quoique linges communs avec parents.

Numéro	FAMILLE	INDEMNES (AGE)	GRANULEUX (AGE)	ÉTAT LOCAL	ÉTAT GÉNÉRAL	ÉTAT SOCIAL	FILIATION	INFECTION	OBSERVATIONS
44 M	C. Lessiveuse N° 6	Père 44	Mère 40, Fille 16, Fils 13, Fille 9, Fille 5 1/2	Lacrymale. Oph. strum. qui a laissé tales OG.	Tous lymph.	App., assez aérés et propres, toilette un peu négligée.	Mère, Fille 16, Fils 13, Fille 9, Fille 5 1/2	Doigts, lit et linges communs.	Mari indemne quoique couch. avec femme granul. et pas précautions pour linges. Fille 15 ans a souffert des yeux dans enfance.
45 M	H. Epicière N. 2	Fils 12	Mère, veuv. 51		Pas lymph.	App. humides, peu aérés, toilette négligée.	Père, Mère	Lit et linges communs.	Le père était granul., lacrymal et avait taie OD. Grand'mère avait les yeux rouges.
46 M	B. L. Concierge N. 5	Mère 43, 3 enfants	Père 50		Bon	Appartem. très propres, toilette générale bonne.		Lit et linges comm.	Son frère était granuleux.
47 M	O. M. Chiffonnière N. 7	Père 45, 3 fils, 2 filles	Mère 44		Assez bon, pas lymphatique.	1 cuis., 3 chamb.; toil. très succincte, propr. douteuse.	Pas contag.	Probablem. par les chiliens.	La malade a été atteinte après sa dernière couche ; elle couche seule dans une chambre.
48 M	P. Couturières N. 4	Mère 37, Fille 8	Fille 16, Fille 14		Peu lymphat., mais anémiques.	Appartem. assez propres ; toil. dans bonnes conditions.	Fille 16, Fille 14	Lit et linges comm. aux deux malades.	
49 M	R. E. Ménagère M. 2	Mari 59	Femme 56, Mère 74	Trichiasis, pannus OD, pannus léger OG.	Lymphatique.	Appart. propres, hygiène ass. bonne.	Mère, Femme	Par un crayon dont elles se frott. les paupières toutes les deux.	
50 M	M. Ménagère N. 3		Père 58, Mère 56, Fils 17	Conjonctivite Conjonctivite	Anémique, sec, Lymphatique Lymphatique	Appart. sales ; hygiène déplorable.	Père, Mère, Fils	Lit et linges communs.	
51 M	G. H. Ebéniste N. 4	Père 54, Mère 47, Fils 17	Fils 25	Granul. scléro-fibroïdes ; leucomes très diffus.	Assez bon.	Appartem. peu aérés et peu ajour.; toilette rigoureuse.	Pas contag.	Malade a contr. maladie à la crèche à 4 ans.	
52 M	S. E. Ménagère N. 8	4 fils, 1 fille 15	Mère 58 ... Père 56, Fils aîné 22	Enucléée OD conjonct., trich., pannus OG. Conjonctivite. Conjonctivite.	Non lymphat. ... Bien portant Anémique.	Appart. petits, assez aérés ; toilet. assez bonne.	Mère, Père, Fils	Lit commun aux 2 époux; ling. communs aux 3 contagieux.	Depuis maladie du fils, chacun a sa serviette de toilette, et on prend précautions ; autres enfants indemnes.
53 M	F. S. Journalier N. 2		Mari 28, Femme 28	Kérat., état lacr. et trichiasis.	Lymp. jeunes, act. bien port.	1 pièce peu aérée, propr. dout.; toil. très négligée.	Mari, Femme	Lit, serviettes, linges, doigts.	
54 M	R. J. N. 5	Père 34, Mère 29, 2 filles	Fille aîn. 10	Leucomes	Lymphat. avéré.	Appartem. assez propres ; toilette négligée.		Probablem. en fréquentant amies granuleuses.	

Numéro	FAMILLE	INDEMNES (AGE)	GRANULEUX (AGE)	ÉTAT LOCAL	ÉTAT GÉNÉRAL	ÉTAT SOCIAL	FILIATION	INFECTION	OBSERVATIONS
55 M	M. L. Machiniste dans usine N. 6	Père 43 Mère 41 Fille 16 2 fils	Fille aîn. 19		Peu lymphatiq., santé délicate	Appartem. assez propres; toil. assez bonne.		Peut-être par ouvrier de même usine ayant mal aux yeux.	Malade couche avec sœur; serviettes communes à famille; personne mal aux yeux.
56 M	H. P. Raccommod. de tapis N° 3	Père 32	Mère 29 Fille 8	Gran. lymphoïd.	Lymphat. léger.	Appart. petits, mal aérés; toilette assez bonne.	Mère Fille	Probablement par objets de toilette.	
57 M	B. M. Concierge N° 5	Père 40 3 Filles	Mère 42		Léger lymphat	Appartem. très propres; hygiène bonne.	Mère, frère de la malade; puis celle-ci.	Par soins réciproques	Le fils a soigné sa mère; puis est devenu malade aussi.
58 M	L. Ménagère N° 10	Père 42 4 enfants	Mère 37 Fille 18 Fille 17 Fils 8 Fils 5	Conjonct. légère et pannus. ? ? ?	Lymphatique. Lymphatique.	Appart. propres; toilette assez bonne act., mais très négligée auparavant.	Mère Fille Fils 8 Fils 5 Fils 17	Lit commun, linges.	La mère couche avec mari, qui est indemne.
59 M	I. V. N° 5	Mère 29 2 fillettes	Fillette 8 Fillette 6		Lymphatique.	Chambre grande, mais peu de jour et d'air; toilette négligée.	Fillette 8 Fillette 6	Très probablem. par linges communs et doigts.	La fillette 8 ans a été infectée probabl. par personne granul. qui l'embrassait et l'amusait.
60 M	B Égouttier N° 4	Mère 22 Fille 5 Fille 2 m.	Père 27	Conj., kératite. Conj. strumeuse. Conj. simple.	Lymphatique Léger. lymphat. État assez bon	Appart. petits mal tenus; propreté dout., mains saines	Père	Linges communs, doigts.	
61 M	L. M. Rentière N° 1			Malade en question. Conj., ulcères cornéens.	Lymph. scroful.	Appart. étroits, mal tenus; mains très sales.	Probablem. malade a été infectée par une amie.		
62 M	B Vannier N° 9	Père 52 Fils 20 Fils 13 Fille 9	Mère 48 Fils 18 Fils 15 Fille 7 Fille 4	Conj., pann. OD, Conj. légère Idem. Idem. Conj., bleph. cil.	Maigre, anémiq. Peu lymphatique Idem. Lymphat, léger. Lymphatique.	Appart. petits, propreté mauvaise; hygiène déplorable	Mère Enfants	Lit commun ainsi que linges; garçons et père ne se lavent que le dimanche.	
63 M	M. M. Marchande N° 5	Fille 25 Gendre 35 2 petit. filles	Mère 55		Bien portante.	Appartem. dans bonnes conditions; toilette assez bonne		Granulations prises à l'hôpital.	Les petites filles couchent avec grand-mère et sont indemnes.
64 M	R. Maçon, N° 5	Père 53 Fille 24	Mère 55 Fils 18 Fils 27	Lacrymale. Kératites. État lacrymal, trichiasis.	Tous lymphatiq.	Chamb. mal écl. et peu d'air; toil. très néglig.; mains, ongles et cheveux sales.	Mère Fille 17	Lit et linges communs.	Le père couchant avec fils granul. est indemne; fille couch. avec mère granul. et est indemne.
65 M	F. A. Couturière N° 4	Père 50 Garçon 11	Mère 42 Fille 18	Lacrym., gran. Leucome OD consécut. à vaste abcès cornéé.	Non lymphatiq.	Appart. propres; toilette assez bonne	Mère Fille	Lit, cuvette et linges communs.	Père ne couche pas avec mère depuis 7 à 8 ans; précautions prises pour linges.

Numéro	FAMILLE	INDEMNES (AGE)	GRANULEUX (AGE)	ÉTAT LOCAL	ÉTAT GÉNÉRAL	ÉTAT SOCIAL	FILIATION	INFECTION	OBSERVATIONS
66 M	B. C. Liquoriste N. 4	Grd mère 70 Fils 9	Mère 35 Fille 23	Lacrymale. Lacrymal avant granulations.	Actuellement pas lymphatiq.	Appart. aérés, humides; toilette quelquefois un peu négligée.			Jeune fils couché avec frère granul. et est indemne
67 M	G. P. Couturière N. 3	Fille 40	Mère 46 Nièce 14	État lacrymal très marqué, kératite.	Lymphatique.	Appart. propres, assez aérés; toilet. soignée.	Mère Nièce	Peut-être lit, serviettes.	Fille couchant avec mère, la soignant, est indemne.
08 M	M R. Ménagère N. 4	3 personnes	Femme 09	Kératite gran., pannus, rétréc. lacrymal.	Lymphatique dans enfance.	Appart. humides peu aérés, pas feu dans chamb.; toil. générale négligée.	Mari Femme Fille Fils	Lit, serviettes, mouchoirs, doigts.	La femme a couché avec mari, pui ... fille; fils a couché avec
69 M	F. Ménagère N. 4	Père 48	Grd mère 60 Mère 43 Fille 19	Pannus, lacrym. Conjonctivite. Leucome.	Lymph. marqué. Anémie.	Appart. propres, bien tenus; toilette bonne.	Mère Fille Grd mère	Linges, toilette communs.	
70 M	C. Boucher N. 4	Père 40 Mère 49	Fille 10 Fille 13		Lymphatique	Toilette très négligée.	Fille 10 Fille 13	Lit et linges communs.	Les parents ont peu de rapports avec enfants et sont indemnes.
71 M	M. N. 3	Père 38 Mère 26	Fille 4		Lymphatique.	Bon.		?	
72 M	B. B. Blanchiss. N. 4	Père 33 Fille 3 enfant 2 mois	Mère 30		Lymph., scrof., anémie.	Toilette relativem. bonne.		Ophtal. contractée en Algérie.	
73 M	B. Ouvrier N. 3	Fille 8	Père 32 Mère 29	Kératite.	Lymphatique. idem.	Bon.	Mère Père		Le père contagionné par sa femme.
74 M	E. P. N. 4		Père 56 Mère 44 ? Filles	Kératites.	Lymphatiques.	Maison sale, obscure, promiscuité très grande.	Mère Mère Fille	Linges communs, lit.	
75 M	V. Ménagère N. 4	Père 36	Fils 10 Fille 6	Kératites. idem.	Lymph., signes de scrofule. Lymph., scrofil.	Grande misère; toilette très néglig.	Fils Mère Filles	Lit commun aux trois malades.	
76 M	B. Tanneur N. 5	Fille 2 1/2 nouveau-né	Père 26 Mère 26 Fille 1 1/2		Lymphatique. Lymph., scrof., anémique. Scrofuleuse.	Appartem. petits, très sales.	Parents Fille 1 1/2	Linges, doigts, caresses.	Le père et la mère avaient tous deux granulat. au moment de leur mariage.
77 M	N. Liquoriste No 6	Père 35 Fille 4	Mère 30 Fille 5		Lymphatisme. Scrofule.	Maison humide, peu aérée.	Mère Fille 5	Linges communs à la mère et fille.	La mère avait frère granuleux qui l'a infectée. Mariée, elle a contagionné fille 5 ans; père toute la journée hors de chez lui.

Numéro	FAMILLE	INDEMNES (AGE)	GRANULEUX (AGE)	ÉTAT LOCAL	ÉTAT GÉNÉRAL	ÉTAT SOCIAL	FILIATION	INFECTION	OBSERVATIONS
78 M	N. Marchande Nº 3	Père 58	Mère 54 Fille 16		Lymphatique. Scrofuleuse.		Fille Mère	Soins donnés à fille par mère.	Père jamais à la maison, est indemne.
79 M	M. Ménagère Nº 4	Père 50 Fille 10	Mère 48 Fille 12	Leucomes idem.	Anémiques, légèrement lymph.	Appart. étroits, mal tenus, hygiène défectueuse, toil. très négligée.	Mère Fille	Lit commun à mère et fille 12 ; linges communs à famille.	Fille 16, couche hors de la maison et est indemne, tandis que l'autre, qui couche avec mère, est infectée.
80 M	C. P. Plâtrier Nº 2.	Femme 40	Mari 49	Pannus, lacrym.	Paraît être cardiaque	Appart. très prop., bien tenus.		Lit et mouchoirs communs avec 2 frères.	La femme, saine, est indemne grâce à bonne hygiène.
81 M	C. Concierge Nº 3	Père 62	Mère 60 Fille 36		Non lymphat.	Appart. très prop., hygiène bonne.	Mère Fille	Linges toilette communs.	Mère a eu yeux rouges après couches, puis a eu granulations; couche avec fille.
82 M	B. Couturière Nº 4	Père 58 Fille 16	Fille 31 Fille 20		Légèr. lymph.	Appart. très prop., hygiène bonne.	Fille 31 Fille 20	Lit et linges communs au début.	
83 M	F. Nº 3	Mère 33 Fille 12	Père 34		Non lymphat.	Appart. bonnes conditions, hygiène parfaite.		Suppose maladie contractée dans voyage en mer, sans l'affirmer.	
84 M	F. Concierge au Grand Sémi Nº 4	Mère 39 Fils 17 Fille 8	Gd'père 72 Père 42	Léger leucome OU	Non lymphat.	Maison propre, hygiène excellente.	Grand-père Père	Probablement par linges et vêtements communs aux 2 malades.	
85 M	C. Marchands à la Halle Nº 2		Mère 49 Fils 17		Non lymphat.	Malpropres, hyg. mauvaise.	Mère Fils	Linges communs, toil. très sommaire.	
86 M	E. Concierge Musée Nº 3	Mère 47	Père 50 Fils 17		Anémiq., malgr. un peu limphat.	Hygiène assez bonne.	Père Fils		Le père a vécu longtemps avec granuleux. Le fils croit avoir pris son mal dans les marais de l'étang de Thau, d'où il est revenu contagionné après séjour dans ce pays.
87 M	F. Nº 4	Père 45	Mère 42 Fille 7 Fils 5 1/2 Fils 4	Bléph. conjonctivite strumeuse tous les trois.	Toute la famille est lymphatique, anémique	Appart. mal aérés, toilette médiocre.	Mère Enfants	Linges toilette communs.	Le père indemne couche avec mère granuleuse.
88 M	R. Nº 4	Père 48 Mère 41	Fils 19 Fille 3 1/2	Leucomes Conj. strumeuse.	Non lymphatiq.	Hygiène assez bonne.			Fille a eu conjonctivite légère après rougeole, puis granulations.

C

Numéro	FAMILLE	INDEMNES (AGE)	GRANULEUX (AGR)	ÉTAT LOCAL	ÉTAT GÉNÉRAL	ÉTAT SOCIAL	FILIATION	INFECTION	OBSERVATIONS
89 M	Hôpital Gén. Petites filles N. 6		A. Paul 14 Mlle Galient 8 Mlle Brives 12 Mlle Gros 12 Mlle Mogot 10 Mlle Floch 15	Prolapsus pal- pébral OG	Lymphatique. Idem. Idem. Idem. Très lymphatiq. Idem.		A 2 frères granuleux. 1 frère, 1 sœur granul.		
90 M	Hôpital Gén. Garçons No 7		M. Hounemai- son 15 L. Mesat 13 H. Pellat 14 J. Lalvan 16 S. Maquet 16 D. Flosch 15 P. Flosch 10	Leucomes. Pannus, leucom. Leucome mar- qué OD. Leucomes.	Santé bonne, lymphatique Très lymphatiq. Idem. Lymphatique. Très lymphatiq. Idem.			? ? Par frère et sœur granuleux.	Malade depuis un an aux bains de Balaruc.
91 M	C. Cultivateur N. 4		Père 45 Mère 45 Fils 18 Fille 12		Maigre, Lymphatique. Idem. Idem.	Mauvais.	Mère Père Fille Fils	Linges, toilette communs.	
92 M	R. Commission. N. 4	Père 46 Mère 43 Fils 15	Fille 21		Non lymphat.	Assez bon.	Fille	? Pas contagion.	La mère couche avec sa fille et est indemne.
93 M	B. Ménagère N. 3	Mari 32 Fille 3	Femme 27	Granulations fibroïdes.	Peu lymphatiq.	Assez bon.	Femme	Contaminée par sa sœur lit, mou- choirs, linges de toilette.	
94 M	R Ménagère N. 3	Père 45 Fils 25	Mère 48	Granulations fibroïdes avec kératite et pann. léger OG ; pas sécrétion.	Bien portant. Très vigoureux. Bien portante.	Bon	Mère	Pas contagion.	Mari couche avec femme, et est indemne.
95 M	C. Tailleur N. 2	Mari 31	Femme 23	Granulations fibroïd., cornées intactes ; pas sé- crétion.	Maigre. Bien portante.	Bon	Mari	Pas contagion.	?
96 M	M. Jardinier N. 5	Père 40 Mère 38 Fille 10	Fille 15 Tante 32	Granul. lymphat. Granulations fibro-lymphoïd., kératite, pann., trichias., staphy- lome corn. OD ; atroph. globe OG	Lymphatique. Idem.	Appart. vastes, aérés, mais sales.	Tante Fille 15	Lit, toilette communs.	Sœur 10 ans couche avec sœur de 15 et est indemne.
97 M	F. Rempailleuse N. 3		Mère 60 Fille 32 Fille 17	Granulations lymphoïdes avec kératite et pann.; sécrétion muq chez sœur de 28 ans.	Lymphatique. Idem. Idem.	Médiocre.	Fille 17 Fille 32 Mère	Lit, mouchoirs, linges de toilette communs.	

Numéro	FAMILLE	INDEMNES (AGE)	GRANULEUX (AGE)	ÉTAT LOCAL	ÉTAT GÉNÉRAL	ÉTAT SOCIAL	FILIATION	INFECTION	OBSERVATIONS
98 M	C. Blanchiss. N. 4	Mari 36, fils 8, Mère 70	Femme 31	Granulations lymphoïdes, trichiasis, kératite et pannus.	Pas lymphatiq, *Idem*. Lymphatique.	Médiocre.		Pas contagion.	
99 M	D Ménagère N. 2	Mari 43	Femme 28	Pas lymphatiq, Lymphatique.		Appartements mal aérés, sales.		Pas contagion.	
100 M	C. Lessivense Nº 3	Mari 32, Fils 8	Femme 28	Granulations scléroïdes.	Pas lymphatiq Lymphatique.	Appartem. mal aérés, humides, sales.		Pas contagion.	
101 M	O. Ménagère N. 4	Mari 33, Fils 9, Fils 5	Femme 92	Granulations lymphoïdes.	Lymphatique. Pas lymphatiq.	Assez bon.		Pas contagion.	Pas contagion et aucune précaution n'avait été prise au point de vue mouchoirs, cuvette, linges de toilette, etc.
102 M	R. Bonne N. 2	Mère 35, Fils 13		Granulat. fibr., pann. très léger. Granulations lymphoïdes avec kératite et pann.	Pas lymphatiq. Lymphatique.	Appart. petits, peu aérés, à plaf. bas, assez sales; toilette négligée.	Mère Fils	Par mouchoirs, linges de toilettes, doigts.	
103 M	R. L. Ménagère N. 4	Mari 35, Fils 11, Fils 7	Femme 29	Dacryocystite muqueuse OG.	Pas lymphatiq. Lymphatique.	Bon.		Granulat. prises probablement à la consultation.	Linges de toilette, cuvettes, mouchoirs très souvent communs et pas de contagion.
104 M	F. Homme de peine N. 7	Femme 50, Frère 41, Frère 33, Frère 21, Belle-mère 81	Mari 60, Frère 31	Entropion, trichiasis.	Pas lymphatiq.		Mari Frère 31	Probablement par linges (?).	
105 M	N. Ménagère N. 3	Mari 27, Fils 7 mois	Femme 23	Granulations lymph., prolaps. de paupières, kératite et pann.	Bien portant Lymphatique.	Bon.		Pas contagion.	
106 M	T. Ménagère N. 9	Père 43, Fils 7, Fils 8 m.	Mère 42, Fille 22, Fille 19, Fils 15, Fils 11	Blépharite, état lacrym., granul. fibroïdes, kératite et pannus supérieurs légers.	Bien portant. Très peu lymph. sauf les deux fils.	Appart. petits, peu aérés, mal ten.; malpropreté générale (tête, mains, ongles, habits, etc.	Mère Fille 22 Fille 15 Fille 10 Fille 11	Par mouchoirs, doigt, lit, etc.	

Numéro	FAMILLE	INDEMNES (AGE)	GRANULEUX (AGE)	ÉTAT LOCAL	ÉTAT GÉNÉRAL	ÉTAT SOCIAL	FILIATION	INFECTION	OBSERVATIONS
107 M	P. Plâtrier N° 8	Mère 64, 3 Filles	Père 75, Fille 38, Fille 19, Frère 19	Granulations fibro-lymphoïd., trichiasis, kérat., pannus léger; fille de 38 ans avait eu, avant granul., dacryocystite ODG.	Peu ou pas lymphatique.	Appart. petits, assez bien aérés, propres.	Père 75, Frère 20, Fille 30, Fille 38	Par lit, peut-être objets de toilette?	
108 M	V. Ménagère N° 5	Père 65, Fille 28	Mère 60, Fils 30, Fille 20	Granulat. avec kératite et pann.	Bien portants. Mère maigre, les deux autres lymphatiques.	Appart. petits, négligés.	Mère, Fils, Fille	Lit, objets de toil.	
109 M	D. Écolier N° 7	Père 54, Fille 26	Mère 47, Fils 27, Fils 23, Fille 18, Fille 11	Granulations avec écoulement muqueux, kérat. chez enfant de 11 ans; leucome chez mère; pas de lésion kératit. chez les autres.	Pas lymphatiq. sauf fils de 11 ans.	Assez bon.	Mère, Fils 27, Fils 23, Fille 20, Fils 11	Granulations prises en Algérie.	Père, maigre, couchait avec mère granuleuse et n'a pas eu de granulations.
110 M	A. Giletière N° 7	Mari 50, Femme 50, Fille 19	Fille 23, Fille 11, Fille 8, Fille 4	Granulations fibroïdes; corn. intactes.	Pas lymphatiq.	Appart. petits, insuffisants, mais propres.	Fille 23, Fille 11, Fille 8, Fille 4	Lit, mouchoirs, linges de toilette, etc	Fille de 19 ans, brune, pas lymphatique, ayant présenté, il y a un an, conjonct. catarrhale, couche avec sœur de 23 ans granuleuse, se sert des mêmes serviettes de toilette, des mêmes mouchoirs et est indemne.
111 M	A. Menuisier N° 4	Père 62, Mère 54, Frère 33	Frère 31	Granulations, trichiasis, kérat. et pannus.	Pas lymphatiq.	Bon.		Pas contagion.	
112 M	N. Ménagère N° 4	Mari 35, Fils 11, Fille 9	Femme 30	Granulations avec trichiasis et kératite.	Pas lymphatiq. Peu lymphatiq.	Assez mauvais.		Pas contagion.	Mari maigre, pas lymphatiq., couche avec femme et est indemne.
113 M	Gr. Tailleur de pierre N° 4	Fils 29	Père 60, Mère 55, Fils 26	Granulations avec kératite.	Pas lymphatiq.	Appartements propres.	Père, Mère, Fils	Lit, linges.	Fils de 29 ans couche avec frère et est indemne.
114 M	R. Concierge N° 7	Mère 46, 2 fils, 3 Filles	Père 51	Granulations fibroïdes, trich. et kératite.	Pas lymphatiq.	Assez bon.		Pas contagion.	Mère maigre, couche avec père granuleux et est indemne.

Numéro	FAMILLE	INDEMNES (AGE)	GRANULEUX (AGE)	ÉTAT LOCAL	ÉTAT GÉNÉRAL	ÉTAT SOCIAL	FILIATION	INFECTION	OBSERVATIONS
115 M	P. Ménagère N° 8	Mère 55, Fils 33, 2 filles, 2 petit. filles	Fille 30, Fille 26	Granulations fibroïdes, trich. et pannus.	Pas lymphatiq.	Appart. petits, peu aérés.	Fille 30, Fille 26	Lit, linges.	Les deux petites filles couch, avec mère (granuleuse depuis 30 ans) et sont indemnes.
116 M	M. Ménagère N° 1	Nièce 15	Elle 45	Granulations lymphatides, trichiasis, pannus, kératite.	Actuellement peu lymphatiq.	Bon		Pas contagion.	Auparavant dacryo-cystite muqueuse. Nièce couche avec elle et est indemne.
117 M	F. Couturière N° 1		Elle 54	Granulations lymphatides, pannus, kératite.	Très lymphatiq	Bon			Lacrymale depuis longtemps.
118 M	H. Infirmier N° 1		Lui 34	Granulations lymphatides; blépharo-conjonct. lacrym. et leuc.	Lymphatique.			Granulations prises probablement à l'hôpital.	Depuis enfance, blépharo-conjonct. et leucomes ODG.
119 M	Cl. Couturière N° 4	2 Filles	Mère 45, Fille 17	Granulations lymphatid. long.	Lymphatique.	Appart. petits, assez propres.	Mère, Fille 17	Pas contagion.	
120 M	G. Étudiant N° 1		Lui 25	Granulations fibroïdes.	Pas lymphatiq.	Bon		Granulations prises à l'hôpital (en soignant granul.).	
121 M	L. N° 6	Mère 33, 2 Fils, 2 Filles	Fille 16	Granulations fibro-lymphatides	Peu lymphatiq.	Bon			Fille de 13 ans, couche avec sœur de 16 ans et est indemne.
122 M	G. N° 8	Mari, Fils 18, Gre mère	Mère, Fille 15, Fille 12, Fils 8, Fille 5	Granulations lymphatiodes.			Mère, Fille 15, Fils 8, Fille 12, Fille 5	Mère infectée à Mostaganem.	
123 M	B. V. N° 7	Fils 5, Fille 8	Père, Mère, Fils 25, Fille 12	Blépharospasme, pannus, photophobia.	Assez bon.	Assez bon.	Père, Mère, Fils 11, Fille 15, Fille 12		Les parents sont granuleux depuis longtemps et ont sans doute contagionné leurs enfants.
124 M	B. Jardinier N° 5	Mère 45	Fille 18, Fils 16, Fille 13, Fille 9	Granulations avec kératite lég.	Pas lymphat. Peu lymphatiq.	Appart. humides, assez malpropres.	Fille 18, Fille 13, Fils 16, Fille 9	Lit, mouchoirs, linges, doigts.	Mère brune, maigre, pas lymphatique, couche avec une granuleuse, se sert souvent des mêmes linges et est indemne.
125 M	B. Jardinier N° 4	Mari 32	Femme 27, Fils 5, Fils 2 1/2	Granulations fibroïdes.	Pas lymphatiq.	Appart. aérés, vastes, mais sales.	Mère, Fils 2 1/2, Fils 5	Lit, linges, doigts, objet de pansement etc.	Mère a été contaminée par sœur granuleuse, il y a 2 ans.

d

Numéro	FAMILLE	INDEMNES (AGE)	GRANULEUX (AGE)	ÉTAT LOCAL	ÉTAT GÉNÉRAL	ÉTAT SOCIAL	FILIATION	INFECTION	OBSERVATIONS
126 M	M. Infirmière N° 1		Fille 30	Granul. fibro-lymphoï-fes avec kératite et pannus	Actuellement peu lymphatique	Bon.			
127 M	L. Couturière N° 3	Père 62	Fille 32	Granul. scléroïdes, kératite supérieure lég.	Pas lymphatiq.	Bon		Pas contagion,	Fille brune, pas lymphatique, couche avec mère et est indemne
128 M	M. Ecolier N° 7	Père 32 Mère 28 Fils 8 Fille 7	Fils 10 Fille 4 Fils 2 1/2	Granul., kératite supér. chez fils de 10 ans.	Pas lymphatiq. Peu lymphatiq.	Appart. petits, peu aérés, sales; habits, tête, mains, ongles sales.	Fils 10 Fils 2 1/2 Fille 4	Probablement par linges, mouchoirs, doigts.	Aucune précaution n'a été prise, et deux seulement ont été contaminés.
129 M	Br. Ménagère N° 2	Mari 34	Femme 29	Granul. lymphoïdes, kératite, pannus, rétréc. lacrymal,	Pas lymphatiq.	Assez bon.		Pas contagion,	
130 M	P. Domestique N° 3	Mère 54 Mari 32	Femme 26	Granul., lymph., kérat. et pannus.	Pas lymphatiq. Très lymphatiq.	Assez bon.		Pas contagion,	Mari, pas lymphatique, couche avec femme, se sert des mêmes linges et est indemne.
131 M	J. Ménagère N° 3	Fils 32	Femme 60	Granul. fibro-lymph., kératite et pannus ODG.	Pas lymphatiq. Peu lymphatiq.	Bon.		Pas contagion,	
132 M	M. Ménagère N° 4	Mari 29 Fils 5 1/2	Femme 25 Mère 42	Granul. fibr. Entropion et trichiasis.	Pas lymphatiq.	Bon.	Mère 42 Femme 25	Lit, linges,	Mari pas lymphatique couche avec femme et est indemne.
133 M	L. Couturière N° 3	Mari 35	Mère 65 Femme 30	Kérat., pann., xérosis, OG.	Très lymphatiq.		Mère Femme	Linges ?	Mari malgré, pas lymphatique, couche avec femme et est indemne.
134 M	P. N° 4	Femme 29 Fils 10 Fille 4	Mari 33	Granul. lymph. leuc., adhérent O D; sécrétion muqueuse.	Peu lymphatiq. Lymphatique.	Appart. petits, peu aérés.		Pas contagion,	Pas contagion, bien que se servant des mêmes serviettes; femme couche avec mari et est indemne.
135 M	P. Cultivateur N° 6	Père 58 Mère 53	Fille 31 Fille 27 Fille 24 Fils 18	Trichiasis, leucomes,	Lymphatique.	Appart. vastes, mais malpropres.	Fils 31 Fils 18 Fille 24 Fille 27	Lit, linges,	Fils 31 ans, contaminé par ami granuleux, a infecté frère de 18 ans (lit); ce dernier a contagionné sœur jeune (serv.) qui a infecté sœur aînée (lit, linges de toilette).
136 M	C. Journalière N° 3	Mari 49 Fils 12 1/2	Femme 40	OD: leucome adhérent traum. ODG: trichiasis, kératite.	Pas lymphatiq.	Assez bon.		Contam. prob. par frère granul.	
137 M	C. Plâtrier N° 4	Fils 11 Fille 1 1/2	Père 36 Mère 34	Père a trichiasis et kératite.	Peu lymphatiq.		Père Mère	Lit, linges, etc.	
138 M	C. Lingère N° 3	Mère 55 Fille 15	Fille 32	État lacrymal, depuis 10 ans.	Pas lymphatiq.	Bon.		Pas contagion,	

Numéro	FAMILLE	INDEMNES (AGE)	GRANULEUX (AGE)	ÉTAT LOCAL	ÉTAT GÉNÉRAL	ÉTAT SOCIAL	FILIATION	INFECTION	OBSERVATIONS
139 M	C. N. 5	Père 39	Mère 32, Fils 12, Fille 4 1/2, Fille 2 1/2	Kératite et pannus.	Lymphatique.		Mère, Fille 4 1/2, Fille 2 1/2, Garçon 12	Lit, linges, baisers.	Père pas lymph. couche avec mère granuleuse et est indemne
140 M	F. Couturière N. 3	Frère 18	Sœur 22, Elle 16	Granul. lymph. avec kératite.	Pas lymphat, Lymphatique.	?	Fille 22, Fille 16	Linges.	
141 M	Ouvriers N° 5	Père 53, Mère 58, Fille 31	Fils 27, Fils 24		Pas lymphat.	Appart. petits, humides, toilette négligée.	Fils 27, Fils 24	Lit, linges.	
142 M	S. Ménagère N. 7	Mari 78, 3 garçons, 3 Filles	Elle 53	Granul. fibro-lymph., trichiasis kérat., pannus.	Peu lymphat.	Assez bon.		Pas contagion.	Mari couché avec femme granuleuse, se sert des mêmes linges et est indemne
143 M	B. Employé de mairie N. 4	Femme 23, 2 Filles	Lui 28	Granul. lymph., trichiasis léger.	Pas lymphat.	Assez bon.		Pas contagion.	
144 M	L. Portefaix N. 3	Femme 26, Fils 24	Lui 63	État lacrymal, pannus.	Peu lymphat.	Appart. petits, toilette négligée.		Pas contagion.	
145 M	G. Commission. N. 3	Père 57, Mère 55	Lui 23		Pas lymphatiq.	Bon.		Pas contagion.	
146 M	Ch. Écolière N. 3	Père 40, Mère 36	Fille 11	Granulations fibroïdes.	Peu lymphat.	Appart. petits, peu aérés.		Pas contagion	
147 Cette C	F. B. Employé de gare N. 2.	Femme 20	Mari 33	Granulations fibroïdes.	Non lymphatiq.	Appart. vastes, aérés; toil. bonne.		Pas contagion.	
148 C	P. B. Cordonnier N° 4	Fille 19, Fils 12	Fille 19	Lacrymal, Granulations lymphoïdes.	Lymphatique, croûtes.	Appart. aérés, propres, toilette bonne.	Fils Père	Lit et linges de toilette.	
149 C	C. J. Portefaix N. 2	Camarade 31	Lui 38		Lymphatique.	Appartem. sales, non aérés; toilette défectueuse.		Pas contagion.	A eu couché avec un autre camarade granuleux.
149 C	B. F. Modiste N. 5	Père 55, Mère 33, Fils 9 1/2, Fille 12	Fille 15	Granulations tales depuis enf.; a eu probablem. ophtal. purul., nouveaux-nés.	Lymphatique	Appart. propres, aérés; toil. bonne.		Pas contagion.	Sœur 12 ans couche avec malade est peu ou pas lymphat. et est indemne.
150 C	D. P. Contremaîtr. N° 5	Mère 28, 2 Fils	Père 28, Fille 8	Lacrym., conj. strumeuse dans l'enfance.	Lymph. d'ascenf. Lymphatique.	Appart. propres, aérés; toilette assez bonne.	Père Fille	Linges, caresses (?)	

Numéro	FAMILLE	INDEMNES (AGE)	GRANULEUX (AGE)	ÉTAT LOCAL	ÉTAT GÉNÉRAL	ÉTAT SOCIAL	FILIATION	INFECTION	OBSERVATIONS
151 C	E. Couturière N° 4	Fils 21	Mère 42 Fille 18 Fille 16	Granul. scléroïd. Granul. fibreus. Idem.	Grosse, lymph. Pas lymphatiq.	Appart. petits, non aérés; toilette assez bonne.	Mère Fille Fils	Lit, *serviettes* et peut-être mouchoirs	
152 C	M. Repasseuse N° 5	Mari 3? Fille 2	Mère 43 Femme 24 Sœur 18	Granulations fibro-scléroïdes, kératite et pann. légère.	Non lymphatiq.	Appart. propres; toilette assez bonne	Mère Femme Sœur	Linges, toilette commune.	La femme avait sa mère et sa sœur granuleuses; elle n'a jamais couché avec mère.
153 C	L. Ménagère N° 5	Père 5? 2 filles	Mère 40 Fille 17	Granulations scléroïdes, état lacrymal; gran. fibroïdus, pann. et kératite.	Sèche. Peu lymphatiq.	Appart. propres, bien aérés; toilette bonne.	Mère Fille 17	Linges communs.	Malade couche avec sœur indemne et non lymphatique.
154 C	C Ménagère N° 4	Père 3?	Mère 28 2 Fils		Lymphatiq. tous les trois.	Appartem. sales; toilette laisse à désirer.	Mère Enfants	Lit et serviettes.	
155 C	J. Entonneur N° 5	Femme 38 Fils 7 2 Filles	Mari 45	Granulations fibreuses, kérat., état lacrymal.	Non lymphatiq.	Appart. vastes, aérés; toilette assez bonne.		Pas contagion.	
156 C	B. N° 5	Père 35 Mère 35 2 Fils	Fille 11	Granulations lymphoïdes.	Lymph., croûtes à tête, figure.	Appart. propres, toil. assez bonne, ongles sales.		Pas contagion.	
157 C	G. Épicière N° 4	Père 46 Fille 13	Gr.-père 77 Mère 40	Ectropion lacr. Granulations lymphoïdes.	Lymphat. dans enfance, actuellement pas.	4 pièces; toilette bonne.	Grand-père Mère	Linges.	
158 C	G. A. Scutieur N° 5	Père 67	Mère 5? Filâ 34 2 Filles	Leucomes diffus. Granulations scléroïdes.	Pas lymphatiq.	Appart. propres; toilette assez bonne.	Mère Fils Fille	Lit et surtout *linges*	Cette famille a habité l'Algérie pendant 10 ans.
159 U	D Plâtrier N° 5	Père 55 Mère 47 Fille 8	Fille 20 Fils 19	Granul. lymph. Granul., fibroïd., leucomes.	Lymphatique. Pas lymphatiq	3 pièces aérées; toilette bonne.	Fils Fille	Linges, mouchoirs, et toilette communs	Ont habité l'Afrique 5 ans; fils y a contracté granulations; fils était indemne à sa rentrée en France.
160 C	M. J. Couturière N° 9	Père, Mère 3 Filles 3 Garçons	Fille 20	Conjonctivite strumeuse depuis âge 3 ans.	Actuellement pas lymphatiq.	Appartem. bien aérés; toil. bonne.		Pas contagion.	
161 C	N. P. Tonnelier N° 4.	Père 46 2 Filles	Père 46	État lacrymal, kératite et granulations tardiv.	Non lymphat.	Appart. propres, aérés; toilette à désirer, ongles sales.	?	Pas contagion.	Mère, dites non lymphatiq., sont indemnes; précautions prises pour linges, toilette.
162 C	Br. Ch. Écolière N° 4	Père 40 Fille 3 Fille 2 m	Mère 45 Fille 14 Fille 10 Fille 7	Conjonctivite granul. subaiguë avec écoulement muco-purulent.	Bien portante. Lymphatiques.	Appart. étroits, peu aérés, assez propres.	Mère Fille 10 Fille 7 Fille 11	Linges de toilette, mouchoirs, lit.	
163 C	F. Négociant en vins N° 3	Frère 32 Belle-sœur 2?	Lui 24	Granulations lymph., ptosis, kératite, pannus, état lacrymal.	Bien portante. Lymphatique.	Bon.	?	Pas contagion.	

Numéro	FAMILLE	INDEMNES (AGE)	GRANULEUX (AGE)	ÉTAT LOCAL	ÉTAT GÉNÉRAL	ÉTAT SOCIAL	FILIATION	INFECTION	OBSERVATIONS
164 G	R. Homme de peine N. 5	Femme 32, Garçon 14, 2 Filles	Mari 37	Leucome adhérent OG. depuis enfance; granul., scléroïd., kérat., pannus.	Lymphat. dans enfance, aujour-d'hui peu.	Bon.	?	Pas contagion.	
165 G	M. Ménagère N. 3	Père 67, Mère 54	Fille 25	Granulations lymph., entrop., trichiasis, kérat.	Lymphatique.	Bon.	?	Pas contagion.	
166 G	M. Ménagère N. 3	Mari 29, fils 5	Femme 25	Granulations fibroïdes.	Pas lymphatiq.	Bon.	?	Pas contagion.	Femme infectée par mère (ling.)
167 G	E. Ménagère N. 5	Mari 47	Femme 42, Fille 25, Fils 21, Fille 19	Femme présente entropion, trich., kératite et pannus; les autres, pas de lés. cornéennes.	Pas lymphatiq.	Bon.	Mère, Fille 28, Fils 21, Fille 19	Par linges, mouchoirs, doigts, etc.	
168 G	R. Couturière N. 4	Mère 36, Père 43, Fils 12	Fille 18	Granulations lymph., trichias., kératite, pannus.	Pas lymphatiq. Très lymphatiq.	Bon.		Pas contagion.	
169 G	M. Ménagère N. 5	Père 56, Fille 32, Fils 29	Mère 52, Fille 22	Granulat. fibro-lymphoïdes.	Peu lymphatiq.	Bon.	Mère, Fille 32	Linges, lit.	Fille de 22 ans couche quelquefois avec mère ou sœur et est indemne.
170 G	M. Employé de gare N. 3	Femme 28, Fils 20 jours	Mari 34	Granulations scléroïdes.	Peu lymphatiq.	Assez bon.		Pas contagion.	
171 Castelbon	B. Ménagère N. 3	Mari 60, Fille 14, Fils 10	Femme 52	Granulations fibroïdes, kérat.	Pas lymphatiq.	Assez bon.		Pas contagion.	Mari, pas lymphatique couché avec femme granuleuse et est indemne.
172 Vauvert	Ch. Cultivateur N° 4	Femme 33, 2 Fils	Lui 28	Granulations scléroïd., panu., sécrétion.	Pas lymphatiq.			Pas contagion.	
173 Venleg.	F. Carrier N. 3	Femme 57, Fils 31	Lui 59	Entropion, trichiasis des paup. supérieure, état lacrym., entrop. paup. inférieure.	Peu lymphatiq.			Pas contagion.	
174 Mautern.	M. Cultivateur N. 3	Père 51, Mère 52	Fils 21	Granulations fibroïdes.	Lymphatique.	Chambre comm. à tous, toilette assez bonne.		Pas contagion.	Fréquentait ami qui avait mal aux yeux; jamais lit et linges communs.
175 Mèze	G. P. N. 5	2 Filles, Fils 12 1/2	Père 43, Mère 45	Granulations fibro-lymphoïd., trichiasis.	Non lymphatiq.	App. assez prop., toil. génér. néglig., mains salos.	Père, Mère	Lit, linges de toil.	Malade est né en Afrique et jeune avait mal aux yeux, les autres n'ont jamais eu mal.
176 Lezesug.	T. L. Ménagère N. 4	Père 36, 2 Filles	Mère 33	État lacrymal opht., strumeuse dans enfance.	Lymph. dans enfance, actuel bien portante.	Appart. propres, toilette négligée, mains, ongles sales	?	Pas contagion.	Autres membres de la famille indemnes; précautions prises pour linges toilette.

Numéro Famille	INDEMNES (AGE)	GRANULEUX (AGE)	ÉTAT LOCAL	ÉTAT GÉNÉRAL	ÉTAT SOCIAL	FILIATION	INFECTION	OBSERVATIONS
177 Vauxug. C. B Propriétaire N. 5	Père 58 Mère 58 Fils 21 Fille 30	Fils 33	Granulations scléreibles, kéra-tite, état lacrymal OG.	Lymphatique; ostéo-arthrite, tubercul.	Appart. propres, aérés, toil. bonne.		Pas contagion.	Malade couche avec frère jeune qui est indemne.
178 Belling. D. N. 4	Père 48 Mère 48 Fille 16	Fille 22	Granulations lymphiol., tries ODG.	Lymph., adé-nites supp. dans enf. (écrouelles).	Appart. propres, bien aérés, toilette bonne.		Pas contagion.	Malade couche avec sœur, sèche, mais bien portante, qui est indemne ainsi que parents.
179 Maugeio T. Ménagère N. 4	Père 57 Fils 30	Grand mèr. 85 Mère 55	État lacrymal, ectropion mar-qué OD.	Non lymphatiq.	Appart. humides, toilette un peu né-gligée.	Grand'Mère Mère	?	
180 Maugeio R. Ménagère N. 8	Père 41 Fille 17 Fille 3 3/2	Grand'mèr. 66 Mère 42 Fils 16	État lacrymal, ectropion léger.	Pas lymphatiq.	Appart. humi les plafonds bas, toi-lette négligée.	Grand'-Mère Fils	Lit, serviettes, mouchoirs com. doigts.	Fille aînée couche avec grand'-mère granul., et est indemne.
181 Rauguis B. B. Propriétaire N. 3	Mari 30 Femme 29 Fille 3		Dacryocystite avant granulat.	Pas lymphatiq	Appart. propres, bien aérés, toilette bonne.	Mère Père Fille	Lit , serviettes, peut-être mouch. communs, doigts.	
182 Castries R Propriétaire N. 1		Mari 66	Granulations, état lacrymal.	Pas lymphatiq.	Appart. propres, bien aérés ; toilette un peu négligée.	Femme Mari	Lit, linges, mou-choirs, doigts.	Femme morte depuis 2 ans, était granul. et avant tache OD depuis l'enfance.
183 Castries D. G. Ménagère N. 6	Père 60 3 Filles Fils 27	Mère 60	Granulations, état lacrymal central OG depuis enfance.	Lymph. dans enfance, actuel moins.	Appart. humides, peu aérés , mais propres ; toilette négligée.		Pas contagion.	Malade avait mère aveugle ; gros leucomes centraux à la suite d'abcès de cornée.
184 Castries S. J. Cultivateur N. 7	2 Filles fils 6	Grand'mèr. 66 Père 50 Mère 40 Fils 8	Lacrym., leuc. central OG, suite de traumat. par hâches, ptery-gion OD.	Lymph. dans enfance, actuel. peu lymphatiq.	Appart. aérés mais humides, assez sales ; toilette né-gligée.	Grand'-Mère Père Fils	Lit et linges communs.	
185 Algérie F. Routier. N° 5	Père 53	Mère 42 3 Fils	Kératite et pannus.	Lymphatique.	Appart. exigus, bien tenus.	Mère Fils	Linges, lit.	Père maigre, pas lymph., est indemne et couche avec mère granuleuse.
186 Algérie B. Négociant N. 5	Mère 30 2 Filles Fils 7	Père 34	Kératite, pannus	Lymph. sanguin.	Assez bien.		Pas contagion.	Mari avait sœur granuleuse. Granulations avant mariage.
187 Algérie C. S. Négociant N. 6	Père 66 Mère 48 2 Fils	Fils 30 Fille 11	Granulations sclérotides.	Lymph. sanguin. ?	Bon	Fils 30 Fille 11	?	
188 Matuibu B N. 4	Père 44 Mère 38 Fils 41	Fille 16	Kératite superf. OG.	Lymphatique. Anémique.	Bon; toilette assez bonne		Pas contagion	Granulations prises probable- à l'école.
189 Algérie G. Employé N° 6	Père 40 Mère 35 2 Filles	Fils 7 Fils 2		Lymphatique.		Fils 2 Fils 7	?	Fillette 5 ans, a été élevée par nourrice granuleuse et elle est indemne.
190 Villeupt. D. T Rebtière N. 3	Mère 40 Fille 20	Fille 14	Granulations fibro-lymphobl. ; kératite, pannus.	Lymphatique.	Appart. vastes, bien aérés et pro-pres.		Pas contagion.	Granulat. prises à l'école, en Algérie; grand, mère couche avec fille et n'a pas de granulations.

Numéro	FAMILLE	INDEMNES (AGE)	GRANULEUX (AGE)	ÉTAT LOCAL	ÉTAT GÉNÉRAL	ÉTAT SOCIAL	FILIATION	INFECTION	OBSERVATIONS
191 Villevyt.	J. Ménagère N. 4	Mari 60 2 Fils	Femme 56		Pas lymphatiq.	Appart. vastes, bien aérés.		Pas contagion.	Dacryo-cystite double, il y 10 mois; contaminée par bonne qui avait poussée aiguë de granul.
192 Villevyt.	L. Domestique N. 1		Fille 35	Granulations scérobles, leucomes cornéens.	Lymphatique	Mauvais, toilette défectueuse, ongles sales etc.		?	
193 Sauves	T. B. N. 5	Père 53 Mère 50 Fille 19 Fils 17	Fille 15 1/2	Granulations scérobles.	Lymphatique dans enfance.	Assez bon.		Pas contagion.	Granulations prises peut-être à l'école (mouchoirs?).
194 Corse	R. N. 4	Mère 32 2 Filles	Père 35	Granulations scérold.; kérat., pannus.	Peu lymphat.	Mauvais, toilette négligée, mains sales.		Pas contagion.	Granulations prises à Madagascar il y a 11 ans.
195 Alger	A. M. Repasseuse N° 7	Fille 9	Mari 34 Femme 29 Fille 12 1/2 3 Filles	Tous ont cornée intacte, sauf femme qui prés. une large kour. adhérent ODG.	Pas lymphat. Idem.	Défectueux.	Fille 11 Mère Mari Fils 12 1/2 Fille 4 1/2 Fille 2 1/2	Lit, mouchoirs, linges de toilette, etc.	Fils 9 ans, vigoureux, pas lymphat., couche avec fils de 12 1/2, se lave avec mêmes linges et n'a pas de granulat.
196 Dône	B. F. Ferblantier N° 3	Mère 50 Fils 23	Fils 29	Granulations fibro-lymphoïd., kératite.	Peu lymphat.	Bou.		Granul. prises au régiment il y a 6 ans.	
197 Bulgaris	B. F. Étudiante N. 7	Mère 54 5 Sœurs	Elle 26	Granulations scérold., trich., pannus, leucom.	Pas lymphat. Peu lymphat.	Hou.		Pas contagion.	
198 Lodève	B. Ménagère N. 5	Père 49 Mère 44 Fille 25 Fils 18	Fille 23	Granulations lymphoïdes, blépharite, ectropion lacrym., leucom.	Pas lymphat.	Maison vaste, mal tenue, toilette négligée.		Pas contagion.	Souffre des yeux depuis son enfance.
199 Béziers	B. L. Artiste N 2.	Mère 62	Fille 34	Granulations scérold., pann., ectropion, leuc.	Pas lymphatiq. maigre. Lymphatique.	Bon		Granul. prises en Algérie.	
200 Béziers	L. Fr Homme de peine N. 5	Femme 54 Sœur 50 2 Fils	Mari 60	Granul. scér., larmoiement, pann., leucomes, poussées subaig.	Pas lymphiq.	Défectueux.		Pas contagion.	Mari couche avec sa femme pas de précautions, pas contag.; femme est maigre sèche, pas lymphatique.
201 Dône	S. N° 6	2 Filles Fils 18	Mère 45 Fils 21 Fils 22	Granulations scérobles, kérat.	Pas lymphat.	Bon	Mère Fils 21 Fils 22	Linges, lit?.	
202 Marseille	N. N. 4	Père 43 Mère 38 Fils 15	Fille 18	Granul. fibro-lymph., ptosis, kérato pannus.	Vigoureux, Lymphatique.	Bon.		Pas contagion.	Mère bien portante, pas lymph., couche avec fille granuleuse et est indemne.
203 Marseille	L. N° 3	Père 40 Mère 43	Fils 10	Granulations fibrobles.	Pas lymphatiq.	Bon.		Pas contagion.	
204 Murviel	D. Berger N° 3	Fils 41 Petit-fils 20	Père 72	Granulat. fibr. ptosis, écoulem. muqueux.	Pas lymphatiq.	Bon.		Pas contagion.	

Numéro	FAMILLE	INDEMNES (AGE)	GRANULEUX (AGE)	ÉTAT LOCAL	ÉTAT GÉNÉRAL	ÉTAT SOCIAL	FILIATION	INFECTION	OBSERVATIONS
205 Anlane	P. Cultivateur N. 7	Père 40 Mère 38 Fils 10 Fille 8	Fils 17 Fils 15 Fils 4	Kéralite, pannus	Pas lymphatiq. Lymphatique.		Fils 17 Fils 15 Fils 4	Lit, linges.	
206 Alais	R. Ménagère N. 4	Mari 43 Fils 13 Fils 8	Mère 37	Entropion, trichiasis, kératite, pannus.	Peu lymphatiq.	?		Pas contagion.	Mari brun, sec, couché avec femme granuleuse et est indemne
207 Perpigan	L. Quincaillier N. 6	Fille 42 Fi le 38 Fils 36	Mère 62 Fils 25 Fils 22	Kéralite. Trichiasis.	Pas lymphatiq. Pas lymphatiq.	Bon.	Mère Fils 25 Fils 22	Linges, lit ?.	
208 Aveyron	Aub. Ménagère N. 2	Mari 31	Femme 26	Granulations sclérotles, blépharite, kératite	Lymphatique dans enfance.	Assez bon.		Pas contagion.	Granul. prises en Algérie.
209 Aveyron	L. Ménagère N. 7	Mère 72 Fils 39 4 Filles	Fille 27	Granulat. fibro- limphoïdes avec kéralite.	Peu lymphatiq.	Assez bon.		Pas contagion.	Sœurs avec qui elle a souvent couché n'ont pas été contam.
210 Béziers	J. Ménagère N. 3	Mari 58 Homme 22	Elle 55	Kéralite, état lacrymal.	Peu lymphatiq.	Bon.		Pas contagion.	
211 Levèzou	M. Plâtrier N. 4	Femme 78 2 Fils	Ainé 35	Leucomes.	Pas lymphatiq.	Assez bon.		Pas contagion.	
212 Alger	M. Ecolière N. 7	Père 50 Mère 50 3 Fils Fille 22	Fille 8	Granulations lymphoïd., kéro- central ODG, cataracte OD.	Lymphatique.	?		Pas contagion.	Mère présente kératite, couche avec fille granuleuse et n'a pas de granulations.
213 Béziers	L. Serrurier N. 3	Femme 27 Fille 3	Mari 30	Granulations lymphoid., entropion, trichiasis, kératite ODG.	Lymphatique.	Assez bon.		Pas contagion.	Granulations prises en Afrique.
214 Lunsarg.	R. Propriétaire N. 4	Mari 36 Fils 12 Fille 8	Femme 37	Granulations fibro-lymphobl., kératite.	Pas lymphatiq.	Bon.		Pas contagion.	
215 Villener.	D. Ménagère N. 3	Mère 40 Frère 20	Fille 18	Granulations lymph., pannus, kératite.	Pas lymphatiq.	Bon.		Pas contagion.	Mère sèche, pas lymph., couche avec fille et est indemne. Granul. emportées d'Algérie.
216 Et-Georg	S. Ecolière N. 5	Père 40 Mère 33 Tante 46 Frère 9	Elle 5	Granulations lymphoïdes.	Lymphatique.	Bon		Pas contagion.	
217 V.b-Vieux	L. Propriétaire N. 4	Père 43 Mère 36 Sœur 16	Lui 17	Granulations fibro-lymphoïd., kératite, pannus	Pas lymphatiq. Peu lymphatiq.	Bon,		Pas contagion.	
218 Clermont	B. Voyageur N. 3	Femme 28 Fils 7	Mari 33	Granulations lymphoïdes avec écoulement muq.	Peu lymphatiq.				

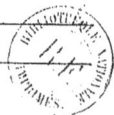

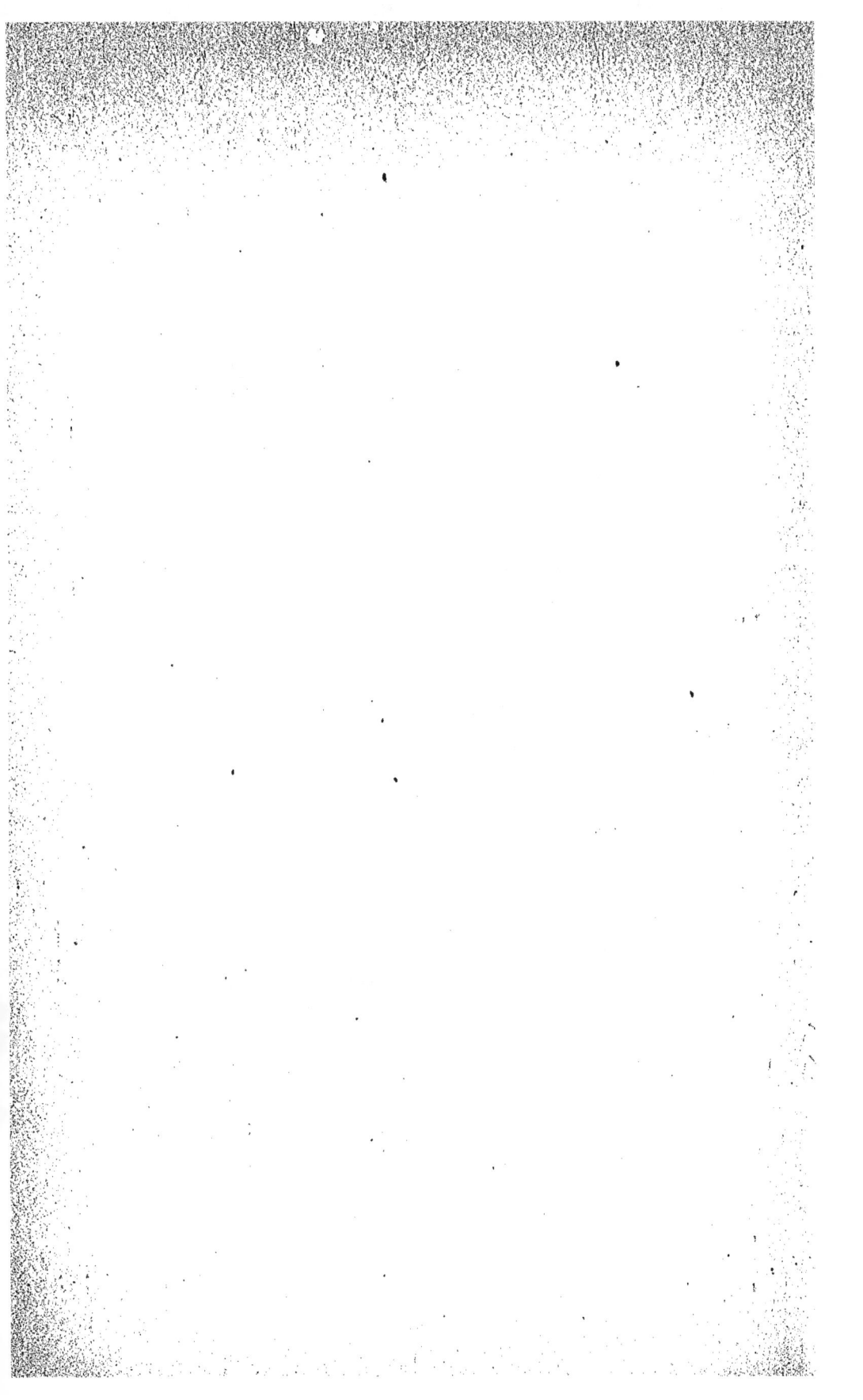

CONCLUSIONS

1° La contagion du trachome dans la région de Montpellier est réelle ; elle n'est même pas très rare. Parmi les 727 personnes qui composent les 218 familles, abstraction faite des granuleux, que nous considérons dans chaque famille comme la source d'infection, elle a eu lieu dans 200 cas environ. On l'observe aussi dans les familles (50 sur 100) : ordinairement un second membre a seul contracté les granulations (52 fois), moins souvent deux (28 fois), quelquefois trois (13 fois), rarement quatre (8 fois), exceptionnellement cinq (1 fois) : huit fois l'infection s'est étendue à tous les membres du foyer. La proportion des femmes est plus forte que celle des enfants, celle des enfants plus forte que celle des hommes. Le maximum de fréquence s'observe de 10 à 20 ans.

La proportion des granuleux est plus forte à Montpellier qu'à Cette, plus forte à Cette que dans les villages.

La contagion a paru se faire surtout entre mari et femme (31 fois), entre parents et enfants (71 fois), entre enfants et parents (11 fois), entre frères et sœurs (39 fois).

C'est dans l'encombrement, la cohabitation, les rapports intimes que survient la contagion granuleuse. Elle a lieu par le contact direct ou indirect : les doigts mal nettoyés, les mouchoirs, les essuie-mains, les objets de pansement, de toilette (serviettes, éponges, cuvette), etc., sont les intermédiaires habituels entre les yeux sains et les yeux malades. La contagion est en raison directe de l'abondance des sécrétions granuleuses et de leur virulence. Les enfants, les adolescents et les femmes sont particulièrement atteints : presque tous nos granuleux ont été ou sont encore des scrofuleux et des lymphatiques.

Enfin, dans un grand nombre de cas (18 %), des ophtalmies préliminaires ont été constatées.

2° La non contagion est également fréquente. Elle est fréquente parmi les 727 personnes composant les 218 familles, vu le temps extraordinairement long pendant lequel elles sont demeurées exposées à l'infection. Elle est fréquente aussi parmi les familles : 50 sur 100 environ. 127 fois les granulations auraient pu se communiquer d'un conjoint à l'autre, et l'infection n'a eu lieu que 27 fois : 70 fois, le mari a résisté à la contagion à laquelle l'exposaient les conjonctives trachomateuses de sa femme, et la femme, 30 fois, n'a pas contracté la conjonctivite granuleuse de son mari. Dans 54 familles, où l'intimité était absolue, il n'y a eu aucune infection.

Cette non-contagion s'observe aussi dans les orphelinats, les crèches, les écoles, les casernes, les hôpitaux, etc.

Elle est habituelle chez les adultes non lymphatiques, sans irritation oculaire préalable et s'explique par le peu d'écoulement purulent, catarrhal ou lacrymal de la conjonctive.

Cette absence presque complète d'écoulement conjonctival chez la plupart de nos granuleux nous explique pourquoi la contagion du trachome est actuellement moins redoutable qu'autrefois, moins redoutable qu'en Algérie, en Egypte et en Orient.

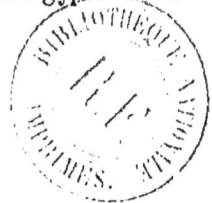

www.ingramcontent.com/pod-product-compliance
Lightning Source LLC
Chambersburg PA
CBHW071241200326
41521CB00009B/1578